CANNABIS

DAS UNTERSCHÄTZTE KRAUT

H.J. KUNERT (HERAUSGEBER)

MIT BEITRÄGEN VON K. BERKEFELD,
H. EBEL, H. ERBERICH,
H. J. KUNERT UND F. LÖHRER

AFV
ARIADNE-FACH-VERLAG, AACHEN 1999

Cannabis

das unterschätzte Kraut

Hrsg.: HJ Kunert

mit Beiträgen von

Klaus Berkefeld
Hermann Ebel
Heike Erberich
Hanns Jürgen Kunert
Frank Löhrer

AFV
Ariadne-Fach-Verlag, Aachen 1999

ISBN 3-929011-20-4
Kurztitel:
Cannabis – das unterschätzte Kraut
Hrsg.: Hanns Jürgen Kunert
Mit Beiträgen von Klaus Berkefeld, Hermann Ebel, Heike Erberich, Hanns Jürgen Kunert und Frank Löhrer
AFV, Ariadne-Fach-Verlag
Aachen 1999

©
AFV, Ariadne-Fach-Verlag, Alkuinstr. 19, D-52070 Aachen
Das Werk ist einschließlich aller seiner Teile urheberrechtlich geschützt. Jede Verwertung außerhalb der Grenzen des Urheberrechtes ist ohne schriftliche Zustimmung des Verlages untersagt. Dies gilt insbesondere für Vervielfältigungen, Übersetzungen, Mikroverfilmungen und Verarbeitung in elektronischen Medien. Geschützte Warennamen wurden, sofern bekannt, kenntlich gemacht. Aus dem Fehlen eines Vermerkes kann nicht auf die freie Verwendbarkeit des Namens geschlossen werden. Dosis- und Mengenangaben sind ohne Gewähr.

Druck: Rueb Druck, Aachen-Kornelimünster

Inhalt

		Seite
K Berkefeld	Arten und Sorten des Cannabis -die botanischen Grundlagen für die Beurteilung von Cannabisprodukten-	7
HJ Kunert & H Ebel	Neuropsychologische Auswirkungen der akuten und chronischen Cannabisintoxikation	23
H Ebel & HJ Kunert	Das amotivationale Syndrom des Cannabiskonsumenten	53
F Löhrer	Prognose und Verlauf endogener Psychosen unter Cannabiseinfluß	71
H Erberich	Neurobiologisch-pharmakologische Grundlagen	83
H Mussinghoff	Grußwort	107

Klaus Berkefeld

Arten und Sorten der Cannabis

-die botanischen Grundlagen für die
Beurteilung von Hanfprodukten-

1. Einleitung

Haschisch und Marihuana stellen in Deutschland die am häufigsten konsumierten illegalen Drogen dar. Aus der Sicht des Botanikers ist dabei interessant, daß somit Blätter, Blüten und das abgesonderte Harz des Hanfes (*Cannabis sativa* L.) unter den bedeutendsten Rauschdrogen unserer Zeit die einzigen Naturprodukte, also direkt zu nutzende Pflanzenbestandteile repräsentieren. Morphin, Heroin und Kokain leiten sich zwar ebenso von Pflanzen ab, sind aber aufgrund extraktiver und chemischer Aufbereitungsschritte nicht mehr als Pflanzenmaterial zu erkennen.

Wann immer in der aktuellen Drogendiskussion die Sprache auf Produkte des Hanfes kommt, werden sie gerne pauschalisierend unter dem Terminus "Cannabis" subsummiert. Es ist bemerkenswert, wie ein lateinischer Gattungsname so tiefen Eingang in den alltäglichen Sprachgebrauch finden konnte. Mag dies dem Botaniker, Pharmakologen und Mediziner noch geläufig sein, so ist es für den polizeilichen und juristischen Bereich schon außergewöhnlich, wie selbstverständlich dieses Synonym zitiert wird, leider aber nicht immer im korrekten Sinne.

Es fällt ferner auf, daß fast stets nur im Zusammenhang mit der Drogenproblematik der Begriff "Cannabis" verwendet wird, während die deutsche Entsprechung "Hanf" eher die solide, harmlose Faserpflanze, zum Beispiel Lieferant für Schnüre und Seile, assoziieren läßt. Somit wird deutlich: der Begriff "Cannabis" kann nicht für eine einheitliche Substanz stehen. Er bezeichnet eine Pflanzengattung, die alles andere als homogen zusammengesetzt ist und die sowohl ein viel diskutiertes Gefahren- als auch Nutzungspotential besitzt. Welche Möglichkeiten die Pflanzensystematik für eine qualifizierte Bewertung des facettenreichen Komplexes "Cannabis" offeriert, soll im Folgenden dargestellt werden.

2. Die Stellung der Gattung *Cannabis* im hierarchischen System der Pflanzen

Aus dem umfangreichen, hierarchisch aufgebauten System der Pflanzen sollen an dieser Stelle nur die unteren Kategorien betrachtet werden: Ordnung - Familie - Gattung - Art - Unterart - Sorte.

In der Ordnung der Brennesselartigen (*Urticales*) finden wir neben den Ulmengewächsen (*Ulmaceae*), den Maulbeergewächsen (*Moraceae*) und den Brennesselgewächsen (*Urticaceae*) die Familie der Hanfgewächse (*Cannabaceae*). Diese enthält neben der Gattung *Cannabis*, Hanf, nur noch die Gattung *Humulus*, Hopfen.

3. Das Problem der taxonomischen Untergliederung der Gattung *Cannabis*

Vertreter der Gattung *Cannabis* können außerordentlich vielgestaltig sein. Dies ist zum einen genetisch bedingt, zum anderen kann die Gestalt der Pflanzen aber auch in Abhängigkeit von den jeweiligen Wuchsbedingungen sehr stark variieren[1]; man spricht hier von einer hohen modifikativen Plastizität. Zur taxonomischen Bewertung ist es im Einzelfall äußerst schwierig, zu entscheiden, in welchem Ausmaß die genetische Konstitution oder aber modifizierende Umwelteinflüsse für das Zustandekommen des Phänotyps einer Pflanzenpopulation verantwortlich sein könnten. Bei einer sehr alten Kulturpflanze wie dem Hanf kommt erschwerend hinzu, daß der züchterische Einfluß des Menschen die natürlichen Differenzierungsvorgänge überlagert haben kann.

Zweiffellos lassen sich heute innerhalb der Gattung *Cannabis* verschiedene, sowohl morphologisch, als auch regional oder auch von den ökologischen Ansprüchen her gegeneinander abgrenzbare Pflanzengruppen (neutral als "Sippen" bezeichnet) beschreiben. Dabei gibt es aber sehr kontroverse Auffassungen, welcher taxonomische Stellenwert ihnen in der hierarchischen Ordnung des Pflanzenreiches beizumessen ist.

Der einen Auffassung folgend[2], werden diese Sippen als eigenständige Arten beschrieben und, der in der Botanik üblichen binären Nomenklatur folgend, mit *Cannabis indica*, *Cannabis ruderalis* und *Cannabis sativa* benannt. *Cannabis indica* und auch *Cannabis ruderalis* sollten dabei die Arten mit dem eigentlichen Potential als Rauschdroge sein; während der Öl und Fasern liefernde Kulturhanf *Cannabis sativa* zuzurechnen sei.

Heute tendiert man eher zu der anderen Auffassung, daß die geringen Unterschiede zwischen diesen Sippen, engen taxonomischen Kriterien folgend, nicht die Abgrenzung eigenständiger Arten rechtfertigen[3]. Demzufolge wird in der Gattung *Cannabis* nur die Art *Cannabis sativa* geführt, und man differenziert unterhalb des Artniveaus durch die Beschreibung der Unterarten bzw. Varietäten *indica, sativa* und *ruderalis* beschrieben werden.

Anzumerken ist, daß die Abgrenzung der einzelnen Hanf-Sippen gegeneinander zumeist nur für den eingearbeiteten Spezialisten nachvollziehbar ist; insbesondere die sichere Zuordnung einzelner Hanf-Pflanzen zu einem bestimmten Taxon ist außerordentlich schwierig.

Dem Nichtbotaniker werden die beschriebenen Kontroversen um die Taxonomie und Nomenklatur des Hanfs daher als von rein akademischem Interesse erscheinen, jedoch soll im Folgenden aufgezeigt werden, daß diese unterschiedlichen Auffassungen über die Artabgrenzung innerhalb der Gattung *Cannabis* für die juristische Bewertung betäubungsmittelrelevanter Hanfprodukte durchaus von Bedeutung sind.

4. Die Benennung des Hanfes in Gesetzgebung und Rechtsprechung

Bedauerlicherweise findet sich sowohl in Texten der Gesetzgebung als auch der Rechtsprechung häufig ein fehlerhafter Gebrauch von taxonomischen Kategorien, zudem werden Namen und Begriffe falsch[4] oder in uneinheitlicher Weise angewandt.

Es ist beispielsweise unverständlich, weshalb im Opiumgesetz von 1929, dem Vorläufer unseres heutigen Betäubungsmittelgesetzes (BtMG), im hier behandelten Zusammenhang unter den zu kontrollierenden Substanzen allein die unpräzise deutsche Bezeichnung "Indischer Hanf" zu finden ist, zumal die Verwendung der lateinischen Pflanzennamen sowohl in der botanischen wie auch der pharmakognostischen Praxis schon seit Jahrhunderten üblich ist.

An dieser Stelle ist klarzustellen, daß eine Pflanzensippe allein durch ihren lateinischen Namen, ergänzt um den Namen des Autors, der sie gültig beschrieben hat (in diesem Text der Übersichtlichkeit halber weggelassen), eindeutig determiniert ist. Der deutsche Name ist nicht verbindlich und somit zur zweifelsfreien Kennzeichnung eines Taxons ungeeignet.

Der Name "Indischer Hanf" findet sich jedoch fortan in zahlreichen juristischen Texten, und zwar sowohl im weiteren

Sinne gebraucht, also bezogen auf *Cannabis sativa*[5], als auch im engeren Sinne, also bezogen auf *Cannabis indica*[6] bzw. *Cannabis sativa ssp. indica*.

Dies führte dazu, daß man glaubte, zwischen vermeintlich nicht betäubungsmittelrelevantem Hanf (*Cannabis sativa* bzw. *Cannabis sativa ssp . sativa*) und dem eigentlichen Rausch- oder Drogenhanf (*Cannabis indica* bzw. *Cannabis sativa ssp. indica*) differenzieren zu müssen. Folglich war sichergestelltes Material daraufhin zu prüfen , ob es sich um „Indischen Hanf" handelte, denn nur dieser unterlag - dem Wortlaut folgend - dem Opiumgesetz. SMALL[7] geht ausführlich auf diese, zeitweise auch in den USA angewandte, wissenschaftlich gesehen unsinnige Verfahrensweise ein.

Der betäubungsmittelrelevante Hauptinhaltsstoff des Hanfes, Tetrahydrocannabinol (THC), ist indes in allen Sippen der Gattung *Cannabis* zu finden, wie schon RÖHM & FISCHER[8] vermuten. Neuere Untersuchungen stützen die Auffassung, daß eine Unterscheidung der Sippen aufgrund des THC-Gehaltes chemotaxonomisch nicht haltbar ist[9].

Dennoch hatte die an den „Indischen Hanf" gebundene Gesetzesformulierung Bestand bis 1971, als das Opiumgesetz durch das Betäubungsmittelgesetz abgelöst wurde[10]. Nun wurden „Blüten oder Fruchtstände der zur *Gattung Cannabis* gehörenden Pflanzen (...)" als betäubungsmittelrechtlich relevant eingestuft. Die Notwendigkeit, sichergestelltes Pflanzenmaterial einem der umstrittenen Taxa unterhalb des Gattungsniveaus zuzuordnen, entfiel damit und die (problemlose und eindeutig mögliche) Zuordnung des Materials zur Gattung *Cannabis* genügte fortan für die weitere Beweisführung.

Mit diesem Umstand scheinen aber bis auf den heutigen Tag nicht alle Gremien der Rechtsprechung vertraut zu sein. Der kriminaltechnische Sachverständige wird in Ermittlungsverfahren wegen mutmaßlich unerlaubten Hanfanbaus immer wieder mit der Klärung der Frage beauftragt, um welche Art bzw. Unterart es sich bei sichergestelltem Hanf handelt, da seitens des Angeklagten z.B. angegeben wird, man habe gar keinen „Rauschhanf" sondern „Industriehanf" angebaut, der gar kein HC enthalte. Für die Strafbarkeit des Anbaus spielt dies aber keine Rolle, da sich diese, wie erwähnt, auf die gesamte Gattung bezieht. Erst wenn eine Abschätzung erforderlich wird, welche Qualität und Quantität an BtM möglicherweise erzeugt wurde, muß auf den THC-Gehalt der angezogenen Pflanzen eingegangen werden, aber dieser läßt sich nur durch eine quantitative chemische Analyse des im konkreten Fall sichergestellten Materials feststellen.

Die Ausdehnung der betäubungsmittelrechtlichen Relevanz auf die gesamte Gattung *Cannabis* bewirkte zwar eine Verbesserung der Möglichkeiten der strafrechtlichen Beurteilung sichergestellten Materials, hatte aber den Nachteil, daß nunmehr auch der für landwirtschaftliche Zwecke anzubauende Hanf prinzipiell vom BtMG tangiert wurde, so daß hierfür Ausnahmen formuliert werden mußten. Hierauf wird später noch eingegangen.

5. Die praktische Bedeutung infraspezifischer Unterschiede

Wenn *Cannabis*, wie erwähnt, heute zumeist als monotypisch, d.h. aus nur einer Art bestehend, aufgefaßt wird, so ist gleichzeitig unbestritten, daß diese Art sehr polymorph ist und sich demzufolge zahlreiche Taxa unterhalb des Artniveaus gegeneinander abgrenzen lassen.

Während dabei die beschriebenen Unterarten und Varietäten das Ergebnis weitgehend natürlicher Differenzierungsvorgänge widerspiegeln, so sind die Sorten zweifellos das Ergebnis der züchterischen Einflußnahme des Menschen, die z.T. seit

Jahrtausenden auf die Kulturpflanze Hanf eingewirkt hat.

In der klassischen Pflanzenzüchtung werden die gewünschten Eigenschaften der Pflanze durch Zuchtwahl hervorgehoben. Bei *Cannabis* wirkte die Selektion im Wesentlichen in drei Richtungen, nämlich die Auswahl von Pflanzen mit hohem Anteil langer Fasern (Faserhanf), zahlreichen, ölhaltigen Samen (Ölhanf), aber auch zahlreichen, harzhaltigen Blütenständen mit hohem THC-Gehalt (Rauschhanf).

6. Legaler Anbau von (Faser-)Hanf in Deutschland

In der Vergangenheit spielte der Anbau von Faserhanf in Mitteleuropa eine bedeutende Rolle. Der Höhepunkt des Hanfanbaus in Deutschland dürfte im 17. und 18. Jahrhundert anzusiedeln sein. Mit der Einführung der Baumwolle setzte ein starker Rückgang ein. Nach einer kurzen Renaissance in den 30er und 40er Jahren dieses Jahrhunderts, in denen die Anbaufläche kurzzeitig wieder auf fast 16.000 ha anstieg[11], ist er, u.a. bedingt durch das Aufkommen der Chemiefasern, bis vor wenigen Jahren praktisch zum Erliegen gekommen.

In jüngster Zeit mehren sich jedoch von verschiedenen Seiten Forderungen nach einem Wiederaufleben des Hanfanbaus in Deutschland. Zweifellos wäre hiervon eine Reihe von Vorteilen zu erwarten, handelt es sich bei Hanf doch um eine relativ anspruchslose, konkurrenzstarke (d.h. mit geringem Pestizideinsatz zu kultivierende) Nutzpflanze, die z.B. von der Papier-, Faser- und sonstigen chemischen Industrie als nachwachsender Rohstoff genutzt werden könnte[12].

Im Kontrast zu diesen Erwartungen standen Bedenken, daß parallel mit einer Ausweitung des landwirtschaftlichen Hanf-Anbaus die Gefahr einer mißbräuchlichen Verwendung des Pflanzenmaterials ansteigen könnte. Genährt werden diese

Befürchtungen durch Darstellungen in der Szene der *Cannabis*-Konsumenten, in denen die Schilderung des Nutzens von Hanfprodukten fast stets mit der Forderung nach einer Freigabe der - zweifellos ebenfalls aus Hanf zu gewinnenden - sog. „Weichen Drogen" verquickt wird.

Durch die Anstrengungen der modernen Pflanzenzüchtung ist es aber in neuerer Zeit gelungen, den THC-Gehalt der auf Faser- und Ölsaatproduktion gezüchteten Sorten auf unter 0,3% zu senken. Dies ist ein Wert, der eine mißbräuchliche Nutzung praktisch ausschließen läßt. Mit der Verfügbarkeit dieser THC-armen Sorten war somit der Weg frei für eine gesetzliche Regelung, die nun den Anbau von Nutzhanf - unter Einhaltung bestimmter Auflagen - möglich machte. Eine dieser Auflagen, die seit der entsprechenden Änderung betäubungsmitelrechtlicher Vorschriften vom 04.04.1996 geneigten Landwirten den Anbau von Hanf gestattet, ist der Nachweis, daß zertifiziertes Saatgut von anerkannt THC-armen Sorten verwendet wird. Als Sorten sind hier z.B. „Fedrina 47", „Futura", „Fibrimon 56", „Carmagnola" und „Santhica" zu nennen.

Auf die relativ komplizierten Verwaltungsabläufe, mit denen diese Art des Hanfanbaus kontrolliert wird, soll hier nicht eingegangen werden. Festzuhalten ist jedoch, daß die Regelungen sicherstellen, daß faktisch nur Landwirten, nicht aber beliebigen Privatpersonen die Möglichkeit zum Hanfanbau eröffnet wurde.

Der Anbau von Faserhanf hat in Deutschland seit der Schaffung der genannten gesetzlichen Voraussetzungen zugenommen. So wurde z.B. 1996 in Deutschland auf einer Fläche von 1419 ha Nutzhanf angebaut, 1997 breitete man den Anbau bereits auf eine Fläche von 2903 ha aus, 1998 auf 3582 ha, 1999 auf 4065 ha[13]. Die Wertschöpfung aus dem Hanf-Anbau gründet sich derzeit hauptsächlich auf die sog. Hanfbeihilfe, eine Subvention der Europäischen Union; sie betrug 1996 1510,45 DM/ ha. Alternativ dazu wird für die Hanf-Anbauflächen eine sog. Flächenstillegungsprämie gewährt; sie betrug 1996 ca. 750 DM/ ha[14]. Der Erlös aus dem eigentlichen Verkauf der landwirtschaftlichen Hanfprodukte spielt dagegen noch eine eher untergeordnete Rolle[15].

Als weiteres, analoges Beispiel eines Versuchs zur Etablierung einer Kulturpflanze mit ambivalenten Nutzungsmöglichkeiten sei ergänzend auf die in den vergangenen Jahren diskutierte Wiedereinführung des Mohn-Anbaus hingewiesen. Durch die Zucht praktisch morphinfreier Sorten[16] soll den Landwirten ermöglicht werden, den finanziell attraktiven Anbau von Schlafmohn (*Papaver somniferum* L.) zur Gewinnung von Öl und Mohnsamen für Backzwecke zu betreiben, ohne daß dadurch die Gefahr einer unkontrollierten Produktion von BtM in Kauf genommen würde. Zugleich sind Morphin und einige seiner Derivate als kontrollierte Betäubungsmittel von großer Bedeutung weiterhin verfügbar.

7. Illegaler Anbau von (Rausch-)Hanf in Deutschland

Prinzipiell ist der Anbau von Hanf-Sorten, die nicht als THC-arm anerkannt sind (s.o.) ein Straftatbestand des BtMG, jedoch bestehen auch hierfür gesetzliche Ausnahmeregelungen. Eine Genehmigung für den Anbaus dieser (Rauschhanf-)Sorten setzt jedoch u.a. den Nachweis eines öffentlichen oder wissenschaftlichen Interesses voraus; sie wird nur ausnahmsweise erteilt und ist de facto Privatpersonen nicht zugänglich.

Der illegale Anbau von *Cannabis* hat in den vergangenen Jahren jedoch eine beträchtliche Zunahme erfahren. Ausweislich des BtmG-Kommentars von KÖRNER[17] im Jahre 1985 noch eine Randerscheinung, weist allein der Rauschgiftjahresbericht des Landeskriminalamtes Rheinland-Pfalz[18] für 1996 105 Fälle mit 2332 sichergestellten *Cannabis*-Pflanzen(1995: 839 Pflanzen) aus, für 1997 bereits 242 Fälle mit 3626 Pflanzen, für 1998 257 Fälle mit 3673 Pflanzen.

Es ist im hier behandelten Zusammenhang interessant, die Ursachen für diesen rapiden Anstieg zu beleuchten.

Der illegale Anbau der „frühen Jahre" hatte in den meisten Fällen kaum ernstzunehmende Qualität. Die Pflanzen, gezogen aus improvisiertem Saatgut, z.B. Hanfkörnern aus Papageienfutter (also von Sorten, die keinesfalls auf einen hohen Wirkstoffgehalt selektiert sind), waren zumeist im Freien der relativ ungünstigen mitteleuropäischen Witterung ausgesetzt. Der „Ernteerfolg" war dementsprechend bescheiden, und das auf diese Weise produzierte Marihuana erreichte selten nennenswerte Wirkstoff (THC)-Gehalte. MAIER[19] fand bei seinen Untersuchungen von *Cannabis*-Pflanzen, die im Aachener Raum aufgezogen und sichergestellt wurden, einen mittleren THC-Gehalt von 0,9 %. Lediglich außergewöhnlich warme Sommer wie in den Jahren 1982 und 1983 ließen Ernteerfolge erzielen, die auch den Gesetzgeber aufmerken ließen, stellten die Ergebnisse angeblich erstmals unter Beweis, daß der Anbau konsumfähiger Betäubungsmittel in Deutschland prinzipell möglich war[17]. Daß jedoch Haschisch, das angeblich an indische Qualitäten heranreichte, bereits um 1940 in Deutschland erfolgreich produziert werden konnte, geht aus den von HEEGER[11] zitierten Arbeiten hervor.

Der dagegen vergleichsweise hohe Standard des heutigen illegalen Hanfanbaus in Deutschland ist auf mehrere Faktoren zurückzuführen. Zum einen verlagerte sich der Anbau größtenteils vom Freien in geschlossene Räumlichkeiten (sog. Indoor-Anbau). Dies verringerte nicht nur die Gefahr der Entdeckung, es eröffnete auch die Möglichkeit, die Hanfpflanzen unter kontrollierten, optimierten Bedingungen heranzuziehen. Zum anderen wird seit Jahren auf dem Szene-Markt Saatgut von sogenannten Hochleistungssorten, d.h. speziell für den Indoor-Anbau selektiertes Saatgut von potentiell sehr THC-haltigem Rauschhanf angeboten. Die Herkunft dieser Sorten liegt weitgehend im Dunkeln, und ihr Status ist freilich ein ganz anderer als der der bereits erwähnten offiziell anerkannten und registrierten Sorten für den legalen Anbau. Die hier anzutreffenden Sorten haben meist phantasievolle und für den Konsumenten veheißungsvolle Namen wie z.B. „Highway Delight", „Bob Marley´s Best", „White Widow", „Big Bud Super Skunk", „Sinsemilla", um nur einige zu nennen.

Entsprechend dem zu erwartenden Ernteerfolg sind die Preise für dieses Saatgut hoch; DM 5,- bis 20,- pro Samenkorn sind keine Seltenheit.

Gehandelt werden bzw. wurden diese Samen - bis vor kurzem ganz legal - in sog. Hanfläden, die in jüngerer Zeit wie Pilze aus dem Boden geschossen sind. Das Angebot dieser Läden besteht vordergründig aus Lebensmitteln, Kosmetika, Textilien etc. auf Hanfbasis, wird meist jedoch ergänzt durch Dünger, Kulturssubstrat, Beleuchtungs-, Belüftungsanlagen und Anbauanleitungen, die für einen optimalen Indoor-Anbau von *Cannabis* genutzt werden können. Auch über den einschlägigen Versandhandel sind solche Materialien zu beziehen. Rechtlich besteht hiergegen keine konkrete Handhabe. (Auf die Problematik der Hanfläden geht HANSJAKOB[15] ausführlich ein, wobei jedoch zu berücksichtigen ist, daß in diesem Aufsatz überwiegend auf die spezifischen Verhältnisse in der Schweiz eingegangen wird.)
De facto stehen dem Konsumenten nun also die zwei wesentlichen Komponenten für einen lohnenden Rauschhanf-Anbau zur Verfügung: zum einen Saatgut mit dem genetischen Potential für einen hohen Wirkstoffgehalt, zum anderen die technischen Möglichkeiten, um die bestmöglichen Bedingungen für einen optimalen Ertrag zu verwirklichen.

Das Ergebnis sind *Cannabis*-Pflanzen, die in der kriminaltechnischen Fallarbeit seit einigen Jahren allein schon habituell auffallen. Als Zuchtziel ist hier der Blütenstandsbereich gegenüber den vegetativen Abschnitten der Pflanze stark gefördert, da die Blütentragblätter am dichtesten mit den harzproduzierenden Drüsen besetzt sind. Entsprechend hoch sind oft die Wirkstoffgehalte dieser Sorten. Der höchste bislang in Rheinland-Pfalz gemessene Gehalt betrug 14%, den Angaben einiger Händler zufolge sind weit über 20% zu erzielen. Somit ist festzustellen, daß hier in Marihuana (getrockneten Blättern und Blüten des Hanfes) Wirkstoffgehalte erreicht werden, die früher nur in Haschisch, also dem aufbereiteten Handelsprodukt aus dem abgesonderten Harz des Hanfes, gefunden wurden.

An dieser Stelle bedarf es noch einiger Erläuterungen bezüglich der Samen des Hanfes. Diese sind - auch bei den erwähnten Hochleistungssorten - nahezu THC-frei. Der Wirkstoff wird erst im Laufe der Entwicklung der Pflanze, insbesondere kurz vor der Blüte, gebildet; ein mißbräuchlicher Konsum der Samen scheidet somit grundsätzlich aus. Da Hanfsamen zudem eine gewisse wirtschaftliche Bedeutung, z.B. als Saatgut, Ölsaat oder Vogelfutter zukommt, waren sie bislang ausdrücklich von den Restriktionen des BtMG bezüglich *Cannabis* ausgenommen.

Da aber insbesondere im Zuge der oben geschilderten Entwicklung des Indoor-Anbaus zunehmend *Cannabis*-Samen in den Handel gebracht wurde, dessen Verwendung zwar ganz offensichtlich auf einen illegalen Anbau abzielte, dies aber aufgrund der Ausnahmebestimmung im BtMG nicht geahndet werden konnte, sah sich der Gesetzgeber zu einer weiteren Ergänzung der auf *Cannabis* bezogenen Formulierungen des Betäubungsmittelgesetzes veranlaßt.

Mit der 10. Verordnung zur Änderung betäubungsmittelrechtlicher Vorschriften vom 20.01.1998[20] wird die Ausnahmeregelung bezüglich *Cannabis*-Samen dahingehend eingeschränkt, daß die Samen nur dann nicht vom BtMG tangiert werden, „wenn sie nicht zum unerlaubten Anbau bestimmt sind". In der kriminaltechnischen Untersuchungspraxis wirft diese Formulierung wiederum Probleme auf, da nach bisherigen Erkenntnissen an sichergestelltem Samenmaterial nicht bestimmt werden kann, welchen Sorten (THC-reich oder THC-arm) diese zuzuordnen sind. Der Nachweis der Absicht eines unerlaubten Anbaus ist somit fast nur ermittlungsseitig zu erbringen.

8. Legaler Anbau THC-haltigen Hanfes in Deutschland?

Seit einigen Jahren werden die Möglichkeiten erörtert, *Cannabis*-Produkte arzneilich zu nutzen. Diskutiert werden u.a. ein Einsatz von THC-haltigen Präparaten (oder dessen Derivaten) als Antiemetikum unter Zytostatika-Therapie, als Analgetikum, zur Appetitanregung bei Aids-Patienten, zur Therapie des Glaukoms und von Muskelspasmen[9, 21].

Während in den USA THC unter dem Präparatenamen Marinol TM bereits als Medikament eingeführt wurde, fehlen für einen analogen Schritt in Deutschland bislang die betäubungsmittelrechtlichen Voraussetzungen (THC ist als nicht verkehrsfähiges Betäubungsmittel eingestuft). Es wird von weiteren pharmakologischen Studien abhängig sein, ob es zu einer Etablierung von Medikamenten, die THC oder andere Cannabinoide als wirksame Inhaltsstoffe enthalten, kommen wird. Im hier erörterten Zusammenhang wäre dann die Frage interessant, aus welcher Quelle die benötigten Cannabinoide herangezogen würden. Falls man nicht auf eine synthetische Darstellung dieser Wirkstoffe zurückgreifen wollte, müßten die Voraussetzungen für einen gesetzlich sanktionierten Anbau THC-haltiger Hanfsorten unter Auflagen geschaffen werden. Diese Möglichkeit ist jedoch noch rein spekulativ und erscheint zur Zeit schwer durchsetzbar.

9. Schlußfolgerung

Das Cannabis-„Problem" bedarf einer differenzierten Betrachtungsweise. Die Berücksichtigung und korrekte Bewertung pflanzensystematischer, pharmakologischer und medizinischer Erkenntnisse, gegebenenfalls unter Hinzuziehung von Spezialisten, sollte daher bei legislativen Entscheidungen unabdingbar sein. Die dargestellten ambivalenten Nutzungsmöglichkeiten von Hanf verlangen dabei nach einem verantwortungsvollem Vorgehen, einerseits um das ökologisch - und in naher Zukunft gewiß auch ökonomisch - lohnende Potential von Rohstoffen auf Hanfbasis auszuschöpfen, ohne andererseits einer weiteren Etablierung von *Cannabis*-Produkten zu Mißbrauchszwecken Raum zu geben.

Literatur

1. HEGI, G.: Illustriert Flora von Mitteleuropa, Band III, 1.Teil. Paul Parey-Verlag, Berlin u. Hamburg, 1957
2. EMBODEN, W.A.: *Cannabis* - A Polytypic Genus. Economic Botany 28,1974, 304-310
3. SMALL, E; CRONQUIST, A.: A practical and natural taxonomy for *Cannabis*. Taxon 25 (4), 1976, 405-435.
4. OLG Hamburg, Urteil v. 14.02.78, Neue Juristische Wochenschrift <NJW> 1978, S. 2349.
5. OLG Celle, Urteil vom 08.11.71, NJW 1972, Heft 8, S.350 f.
6. BayObLG, Beschl. v. 27.08.69, NJW 1969, Heft 51, S. 2297.
7. SMALL, E.: The Forensic Taxonomic Debate on *Cannabis*: Semantic Hokum. J. Forensic Sci. 21 (2), 1976, 239-251.
8. RÖHM; E.; FISCHER; K.: Zum Nachweis von Indischem Hanf. Archiv für Kriminologie 136, 1965, 12-13.
9. KLEIBER, D.; KOVAR, K.-A.: Auswirkungen des Cannabiskonsums. Eine Expertise zu pharmakologischen und psychosozialen Konsequenzen. Wissenschaftliche Verlagsgesellschaft mbH, Stuttgart, 1998.
10. Bundesgesetzblatt 1971, Teil I, S. 2092 ff.
11. HEEGER, E.F.: Handbuch des Arznei- und Gewürzpflanzenanbaus. (Reprint der 1. Aufl. v. 1956.) Thurn, Frankfurt/ M., 1989.
12. ANONYM: Hanf als Nutzpflanze - vielseitig verwendbar. Deutsche Apotheker Zeitung 135 (27), 1995, 70-72.
13. Mitteilung der Bundesanstalt für Ernährung und Landwirtschaft, Frankfurt/ M.
14. Merkblatt zum Anbau von Nutzhanf der Bundesanstalt für Landwirtschaft und Ernährung, Frankfurt/M., 1997.
15. HANSJAKOB, Th.: Hanfshops - Gesundheitszentren oder Drogenumschlagplätze? Kriminalistik 4/1999, 273-277.
16. NYMAN, U; HALL, O.: Breeding oil poppy (*Papaver somniferum*) for low content of morphine. Hereditas 76, 1974, 49-54
17. KÖRNER, H.H.: Beck´sche Kurz-Kommentare, Band 37. Betäubungsmittelgesetz. Deutsches und Internationales Betäubungsmittelrecht. 2.Aufl. Beck´sche Verlagsbuchhandlung, München, 1985.
18. LANDESKRIMINALAMT RHEINLAND-PFALZ (Hrsg.): Rauschgiftjahresberichte für die Jahre 1996, 1997 und 1998, Mainz.
19. MAIER, R.D.: Cannabispflanzen in Deutschland kultiviert - Stoffe im Sinne des Betäubungsmittelgesetzes? Archiv für Kriminologie 164, 1979, 65-77.
20. Bundesgesetzblatt 1998, Teil I, Nr. 4, S.74-88.
21. GOEDECKE, H.; KARKOS, J.: Die arzneiliche Verwendung von Cannabisprodukten. Deutsche Apotheker Zeitung 136 (34), 1996, 35-38.

Hanns Jürgen Kunert & Hermann Ebel

Neuropsychologische Auswirkungen der akuten und chronischen Cannabisintoxikation

1. Einleitung

Die zentrale Frage neuropsychologischer Studien zu den kognitiven Auswirkungen des chronischen Cannabisabusus war und ist, ob dieser zu überdauernden hirnorganischen Veränderungen führen kann. Bisher sind die Auswirkungen von Δ9-THC auf kognitive Verarbeitungsprozesse sowie auf Aspekte der globalen Verhaltenssteuerung überwiegend im Sinne einer vorübergehenden Intoxikation mit raschem Beginn und einem Rückgang auf Normalniveau innerhalb weniger Stunden oder Tage angesehen worden. Neuere Studien stellen diese Annahme jedoch in Frage.

Neben zahlreichen methodischen Problemen haben auch immer wieder ideologische Auseinandersetzungen oder Vorannahmen objektive Untersuchungen erschwert. So wurden zwar die Folgen des chronischen Cannabisabusus auf unterschiedliche kognitive Leistungsbereiche untersucht (z.B. Aufmerksamkeit, Konzentration und Gedächtnis), doch fehlten häufig zugrundeliegende theoriebezogene neurokognitive Modellannahmen für diese Untersuchungen. Weiterhin gelangten kognitive Prüfverfahren mit einer zweifelhaften funktionellen Spezifität zum Einsatz. Nicht selten wurden auch nur Fragebögen verteilt, ohne daß es zu einer objektiven Prüfung der kognitiven Leistungsfähigkeit kam. Weiterhin setzten sich die untersuchten Kollektive überwiegend aus Probanden mit schwerem Cannabisabusus sowie einem Abusus anderer Drogen zusammen. Unter diesen Gesichtspunkten sind die meisten bisher vorliegenden Studienergebnisse kaum miteinander vergleichbar. So ist die Frage immer noch ungeklärt, ob die potentiell überdauernden kognitiven

Dysfunktionen als Effekte einer noch im Hirngewebe befindliche Restdroge („residue of drug in the brain") oder als morphologische und/oder funktionelle cannabisinduzierte Hirnveränderung („cannabinoid-mediated brain alterations effects") anzusehen sind.

Erst seit wenigen Jahren findet die neuropsychologische Cannabisforschung wieder verstärkt Beachtung, zumal neue grundlagenwissenschaftliche Forschungsergebnisse ein neues Licht auch auf die kognitiven Auswirkungen eines chronischen Cannabiskonsums werfen. Hierzu zählt in erster Line die Entdeckung des endogenen Cannabinoidsystems, dessen funktionelle Bedeutung derzeit erst in Ansätzen verstanden ist. Es wird angenommen, daß Δ9-THC seine neurobehavioralen Effekte über eine spezifische Interaktionen mit den erst vor wenigen Jahren entdeckten und isolierten endogenen Cannabinoidrezeptoren erzielt. Bedeutsam ist weiterhin, daß eine hohe Dichte der Cannabinoidrezeptoren für kortikale und subkortikale Strukturen - insbesondere für die Hippokampusformation - festgestellt wurde. Der Hippokampus ist Teil einer komplexen neuronalen Netzwerkstruktur und partizipiert an wichtigen kognitiven und emotionalen Verarbeitungsprozessen. Neuere Studienergebnisse legen die Schlußfolgerung nahe, daß sich infolge eines chronischen Cannabisabusus neurotoxische Effekte einstellen, die wiederum zu spezifischen kognitiven Störungen führen. Tierexperimentelle Untersuchungen verweisen hier insbesondere auf Dysfunktionen im Bereich des Hippokampus.

In diesem Kapitel soll nun versucht werden, einen Überblick über den bisherigen neuropsychologischen Forschungsstand zu geben. Dabei soll deutlich gemacht werden, daß nur ein interdisziplinärer Forschungsansatz Antwort auf die Frage geben kann, ob und inwieweit ein chronischer Cannabisabusus zu überdauernden hirnorganischen Veränderungen führen kann. Unter entwicklungsneuropsychologischen Gesichtspunkten könnte dabei dem Alter zu Beginn des regelmäßigen Cannabiskonsums eine wichtige Bedeutung zukommen.

2. Neuropsychologische Auswirkungen der akuten Cannabisintoxikation

Unterschiedliche Faktoren können die Effekte einer akuten Cannabisintoxikation beeinflussen. Hierzu zählen beispielsweise die Dosis, der THC-Gehalt, frühere Erfahrungen des Konsumenten, seine Erwartungshaltungen, die Situation während der Konsumierung sowie die aktuelle Affektlage. Letztlich muß auch eine mögliche Toleranzabhängigkeit berücksichtigt werden. So können unerfahrene Konsumenten größere kognitive und emotionale Auffälligkeiten aufweisen als erfahrene.

Im Hinblick auf die kognitiven Störungen infolge einer akuten Cannabisintoxikation wurden schon sehr früh auffällige Veränderungen in allen Sinnesmodalitäten festgestellt. Immer wieder beschrieben wurden Veränderungen des Zeitgefühls. So berichten viele Cannabiskonsumenten von ihrem Gefühl, daß die Zeit schneller verstreiche. Andere Störungen, die häufig auch Gegenstand von experimentellen Untersuchungen waren, betreffen Aspekte der Wahrnehmungsgenauigkeit und der visuellen Diskriminationsfähigkeit.

Cannabis kann in einer frühen Intoxikationsphase einen milden stimulierenden Effekt aufweisen, der aber bald ins Gegenteil umschlägt. Dies führt bei entsprechenden Prüfungen zu verzögerten Reaktionszeiten, zu Einschränkungen hinsichtlich der Aufrechterhaltung der Aufmerksamkeit als auch zu Beeinträchtigungen bei komplexeren Anforderungen, die insbesondere ein hohes Maß an Flexibilität und Umstellfähigkeit erfordern. Generell gilt, je schwieriger und komplexer die Anforderungen ausfallen, desto größer zeigen sich damit assoziiert die kognitiven Leistungsminderungen. Bei einfacher Aufgabenstellung wurden keine gravierenden Auffälligkeiten festgestellt. Einfache Prüfbedingungen zeichnen sich z.B. durch ein hohes Maß an Routine aus. Dieser wichtige Aspekte der Schwierigkeit der Aufgabenstellung wurde in früheren Studien nicht immer beachtet.

Die meisten Studien zu den kognitiven Auswirkungen der akuten Cannabisintoxikation erfolgten unter mehr oder weniger kontrollierten Untersuchungsbedingungen im Labor. Ein Problem dieser Untersuchungen ist, daß mit den gewonnenen Ergebnissen nicht immer auf alltagsrelevante Leistungsstörungen geschlossen werden kann. Beeinträchtigte psychomotorische Fähigkeiten sowie Störungen der Aufmerksamkeits- und Konzentrationskapazität sind demgegenüber bei einer Vielzahl alltäglicher Aufgaben und Verrichtungen von Bedeutung, so z.B. bei der Steuerung komplexer Maschinen, beim Autofahren sowie beim Steuern eines Flugzeugs. Mit entsprechenden Simulationstests wurden diese Bereiche denn auch eingehend untersucht. Entscheidend war auch hier, daß die Komplexität und Schwierigkeit der Aufgabenstellung entscheidend für das Ergebnis war. Hervorzuheben sind die Flugsimulationsuntersuchungen an erfahrenen Piloten, die zwischen 1976 und 1991 von Leirer und Mitarbeitern[1] durchgeführt wurden. Deutliche Reaktionszeitverlangsamungen zeigten sich sogar noch 24 Stunden nach dem Rauchen eines Joints. Hervorzuheben ist, daß die subjektive Wahrnehmung eines Drogeneinflusses unabhängig von den Meßergebnissen war, d.h. die Piloten gaben am nächsten Tag an, keine subjektiven Leistungsminderungen an sich festgestellt zu haben. Festgestellt wurde in diesen Untersuchungen allerdings auch ein auffallend reduziertes Risikoverhalten unter akutem Cannabiseinfluß. Dies wurde als Kompensationsverhalten infolge der erlebten kognitiven und psychomotorischen Defizite interpretiert. Ein reduziertes Risikoverhalten wurde insbesondere im Vergleich zur Alkoholintoxikation festgestellt[2].

Auffallend ist, daß Wechselwirkungen zwischen Cannabis und Alkohol bisher kaum gezielt untersucht wurden. Dies überrascht deshalb, da beide zu ähnlichen kognitiven Störungen führen können, obwohl die Wirkmechanismen grundsätzlich unterschiedlich sind. Im Gegensatz zum Alkohol entfaltet THC seine Wirkungsweise infolge seiner spezifischen Rezeptorbindung.

Die wenigen bisher vorliegenden Untersuchungen aus den 70iger und 80iger Jahren legen nahe, daß geringe Mengen von Cannabis und Alkohol in Kombination zu größeren kognitiven Störungen führen. Größere Konsummengen können demgegenüber auch aversive bzw. antagonistische Effekte bewirken. Interessant für forensische Fragestellungen ist, daß die Zeit zwischen dem Cannabiskonsum und einem späteren Alkoholgenuß von Bedeutung sein kann. Keine antagonistischen Effekte wurden festgestellt, wenn Cannabis ungefähr eine Stunde vor Alkohol konsumiert wurde. Umgekehrt zeigte sich aber, daß ein Cannabiskonsum nach Alkoholzufuhr zu größeren Defiziten (z.B. beim Autofahren) führte als nach Alkoholkonsum alleine. Hinsichtlich der subjektiven Wahrnehmung der erlebten Defizite bzw. der Qualität der Intoxikation sollen demgegenüber keine Unterschiede festzustellen sein[3].

Einschränkungen mnestischer Verarbeitungsprozesse werden als die typischen kognitiven Störungen infolge einer akuten Cannabisintoxikation angesehen. Unter Ablenkungs- oder Interferenzbedingungen treten diese Merkfähigkeitsstörungen stärker in Erscheinung. Die erhöhte Interferenzneigung könnte jedoch auch auf zugrundeliegende Aufmerksamkeitsstörungen verweisen. Dennoch war immer wieder beobachtet worden, daß eine akute Cannabisintoxikation mit einer Störung des Informationstransfers vom Kurzzeit- ins Langzeitgedächtnis assoziiert war. Weiterhin war auffallend, daß Anforderungen, die ein hohes Maß an planerischer und organisatorischer Fähigkeit erforderten, unter akuten Intoxikationsbedingungen deutlich leistungsgemindert ausfielen, was einige Autoren auf Störungen sogenannter frontaler Verarbeitungsprozesse zurückführten.

Zusammenfassend kann festgestellt werden, daß zahlreiche Studien eine Beeinträchtigung unterschiedlicher kognitiver Verarbeitungsprozesse infolge einer akuten Cannabisintoxikation bestätigen. Diese Effekte sind vor allem dosisabhängig. Die beschriebenen kognitiven Störungen sind für einen Zeitraum von ca. 4 Stunden nach dem Cannabiskonsum dokumentiert. Allerdings wurden längere Zeiträume seltener untersucht. Lediglich die Ergebnisse von zwei Studien verweisen auf kognitve Leistungseinschränkungen über einen Zeitraum von 24 Stunden hinaus.

1. Neuropsychologische Auswirkungen des chronischen Cannabisabusus

1.1 Neurobiologische und funktionell-experimentelle Untersuchungsbefunde

Ein Streitpunkt in der Cannabisforschung war lange Zeit - und ist gegenwärtig wohl noch immer -, ob ein chronischer, d.h. regelmäßig und langjährig betriebener Cannabisabusus zu funktionellen und / oder strukturellen hirnorganischen Schädigungen bzw. Veränderungen führen kann. Tierexperimentelle Studien stellen hier die Idealform experimenteller Untersuchungen im grundlagenwissenschaft-lichen Bereich dar, können doch zahlreiche intervenierende Variablen wie z.B. das Alter und ein vorheriger Drogenkonsum kontrolliert werden. Problematisch sind aber die Extrapolationen vom Tiermodell in den Humanbereich. Berücksichtigt werden muß beispielsweise, daß bei der Ratte Metabolisierungsprozesse von Drogen anders verlaufen als beim Menschen. Nur Affen zeigen physiologisch dem Menschen vergleichbare Reaktionen. Dennoch sind trotz dieser Einschränkungen tierexperimentelle Untersuchungen sehr wichtig, zumindest um grundlegende Wirkmechanismen exogen zugeführter Cannabinoide auf einzelne Hirnfunktionen zu verstehen.

Typische Untersuchungsabläufe bestanden darin, Versuchstiere über eine definierte Zeitspanne eine bestimmte Mengen von THC zuzuführen, um dann auf Verhaltensebene Tests durchzuführen. Nicht immer wurden im Anschluß histologische und/oder morphometrische Analysen durchgeführt.

Die bisherigen Ergebnisse lassen sich wie folgt zusammenfassen: geringe THC-Mengen führen zu geringen Verhaltensauffälligkeiten, größere Dosierungen geben Hinweise auf neurotoxische Effekte. Über einen längeren Zeitraum verabreichte geringe THC-Dosierungen weisen ebenfalls neurotoxische Effekte auf. Festgestellt wurde beispielsweise ein erhöhtes Krampfpotential. Lethargie oder aggressiv-reizbares Verhalten ist wiederholt an Affen beobachtet worden. Bei Ratten ist die sogenannte „Popcorn-Reaktion" von Luthra und Mitarbeitern[4] festgestellt worden. Hiermit ist ein plötzliches vertikales Sprungverhalten nach ausgiebiger Cannabisexposition über mehrere Wochen gemeint. Dieses untypische Verhalten konnte auch bei Versuchstieren beobachtet werden, die in utero einer Cannabisexposition zugeführt wurden. Darüber hinausgehend wurde bei letzteren über einen kurzen Zeitraum auch eine ausgeprägte Störung der postnatalen Entwicklung festgestellt. Allerdings war nach mehreren Wochen ihr Verhalten von normalen Tieren nicht mehr zu unterscheiden. Eine Interpretation dieser Daten ist schwierig. Möglich ist, daß verbleibende Schäden so subtil sind, daß sie mit den gängigen Untersuchungs- bzw. Beobachtungsverfahren nicht feststellbar sind. Denkbar ist auch, daß Plastizitätsprozesse in der Entwicklung zu einer Kompensation bestehender neuronaler Schädigungen beigetragen haben[5]. Inwieweit damit aber gegebenenfalls eine erhöhte

Vulnerabilität für andere Störungen in der adulten Entwicklungsphase assoziiert ist, ist noch ungeklärt.

Forscher, die die Auswirkungen von THC auf „kognitive Verarbeitungsprozesse" bei Nagern untersuchten[6-9], weisen darauf hin, daß die festgestellten Auffälligkeiten auf Störungen hippokampaler und frontaler Verarbeitungsprozesse verweisen. Berichtet wurden beispielsweise Minderleistungen im Bereich der räumlichen Orientierung, des Lernens und Behaltens sowie der selektiven Reizverarbeitung. Diese Minderleistungen traten wiederum bei komplexer Aufgabenstellung deutlicher in Erscheinung. Bemerkenswert ist weiterhin, daß diese Defizite auch nach umschriebenen Hippokampusläsionen festgestellt wurden[10]. Leider wurden die Tiere nach Absetzen der Cannabisexposition nicht im Verlauf weiterverfolgt, so daß die Frage offen bleibt, inwieweit diese Ergebnisse nicht eher einen akuten, bzw. subakten Intoxikationseffekt wiederspiegeln. Festgestellt werden konnte allerdings, daß durch die gleichzeitige Gabe eines Cannabinoid-Antagonisten diese kognitiven Störungen ausblieben, was zumindest indirekt auf eine Relevanz des endogenen Cannabinodsystems für kognitive Verarbeitungsprozesse verweist. Welche Rolle allerdings Anandamid als endogener Ligand für kognitive Verarbeitungsprozesse zugesprochen werden kann, bleibt derzeit noch unklar. Problematisch an den bisherigen tierexperimentellen Studien ist die häufig nur sehr kurze Cannabisexposition, die zudem häufig oral erfolgte, woraus weitere Einschränkungen hinsichtlich eines Vergleichs mit dem Humanbereich bestehen.

Neuerdings liegen auch Hinweise vor, daß die zentralen Effekte der psychoaktiven Cannabinoide ihre Wirkung nicht nur auf das endogene Cannabinoidsystem beschränken. Δ^9-THC übt auch einen Einfluß auf das Neurotransmittersystem aus (z.B. Noradrenalin, Dopamin, Serotonin, Acetylcholin, Histamin)[11]. Es wird angenommen, daß Cannabinoide auf unterschiedlicher

Ebene (z.B. hinsichtlich der Freisetzung oder Speicherung einzelner Neurotransmitter) die Aktivität des gesamten Systems beeinflussen können. Unklar bleiben aber die chronischen Auswirkungen auf das Neurotransmittersystems, dies insbesondere im Hinblick auf neurobiologische Entwicklungsprozesse.

Auch auf elektrophysiologischer Ebene konnten Auffälligkeiten in Abhängigkeit von der Dauer des Cannabisabusus festgestellt werden. Wiederholt wurde auch hier auf frontale und hippokampale Dysfunktionen verwiesen[5,12-14]. In einer Serie von sorgfältig kontrollierten Studien fand die Arbeitsgruppe um Struve[15,16] mittels quantitativer Analysetechnik ausgeprägte EEG-Auffälligkeiten bei chronischen Langzeitusern (> 15 Jahre). Inwieweit sich in diesen Ergebnissen tatsächlich Belege für persistierende hirnorganische Veränderungen finden lassen, muß aber zukünftigen Studien, die auch Kontrollgruppen mit einer längeren Abstinenzzeit aufweisen, vorbehalten bleiben. Zudem fehlen bisher noch Untersuchungen, die neben den EEG-Befunden auch neuropsychologische Untersuchungsdaten berücksichtigen. Die funktionelle, d.h. kognitive Relevanz dieser festgestellten EEG-Auffälligkeiten bleibt somit noch unklar.

Ereigniskorrelierte Potentialveränderungen bei chronischen Langzeitusern selbst nach längerer Abstinenzphase wurden von Solowij und Mitarbeitern[17-19] beschrieben. Die Autoren leiteten akustisch evozierte Potentiale bei einer Gruppe mit hohem und mäßigem Cannabiskonsum ab und untersuchten die Amplitude und Latenz der N100 und P300. Sie fanden eine größere N100-Amplitude in der Cannabisgruppe, was die Autoren auf Beeinträchtigungen der Reiz-Selektionsleistung schon auf einer früher Verarbeitungsstufe zurückführen. Korrelationsuntersuchungen innerhalb der Cannabisgruppe verwiesen auf einen hochsignifikanten Zusammenhang zwischen der N100-Amplitude und der Dauer des Cannabiskonsums (selbst nach

Herauspartialisierung des Lebensalters und der Zeitspanne der Abstinenz), was auf einen kumulativen Effekt der Cannabinoide im Hirngewebe und / oder morphologische Hirnveränderungen, andererseits aber auch auf eine spezifische Vulnerabilität in der Entwicklungsphase verweisen könnte. Die in einer früheren Studie[17] verminderte P300 der Cannabiskonsumenten, die zunächst als eine Dysfunktion in der Bereitstellung von Aufmerksamkeitsressourcen interpretiert wurde, ließ sich jedoch in ihrer neueren Studie[19] nicht mehr replizieren.

Beschrieben wurden auch Unterschiede des zerebralen Blutflusses bei unerfahrenen oder erfahrenen Cannabiskonsumenten[20]. Eine akute Cannabisintoxikation soll bei unerfahrenen Cannabiskonsumenten mit einer globalen Abnahme des cerebralen Blutflusses assoziiert sein. Bei erfahrenen Konsumenten soll sich demgegenüber ein gegenteiliger Effekt zeigen. Festgestellt wurde zudem ein deutlicher Anstieg des Blutflusses in frontalen und temporalen Regionen, hier insbesondere in der rechten Hemisphäre. Der Abfall des zerebralen Blutflusses bei unerfahrenen Cannabiskonsumenten wurde mit psychologischen Faktoren, d.h. einer erhöhten Ängstlichkeit und Unsicherheit erklärt. Die Auffälligkeiten der erfahrenen Konsumenten sollen nach Meinung von Mathew und Wilson[20] mit den drogeninduzierten Auffälligkeiten des Erlebens und Empfindes, wie z.B. Änderung des Zeitsinns, Angst und Depersonalisationserlebnissen, assoziiert sein. Kritisch an diesen Untersuchungen ist, daß Messungen des zerebralen Blutflusses zwar eine hohe zeitliche, demgegenüber aber eine nur sehr geringe räumliche Auflösung aufweisen. Entsprechend geeignete Untersuchungen mit der Postitron Emissions Tomographie (PET) sind bisher aber kaum durchgeführt worden. In mehreren Untersuchungen an unterschiedlichen Kollektiven haben Volkow und Mitarbeiter[21] regionale Unterschiede des Glukosemetabolismus während der akuten Intoxikationsphase untersucht. Interessanterweise fanden sie den höchsten Anstieg im

Cerebellum. Dieser korrelierte auch sehr hoch mit dem subjektiven Intoxikationserleben sowie mit der Plasma THC-Konzentration. Eine stärkere Aktivierung des präfrontalen Kortex wurde insbesondere bei Probanden mit langjährigem und häufigem Cannabiskonsum gefunden. Das regionale Verteilungsmuster der Metabolismusaktivität zeigte sich weiterhin mit der Lokalisation der Cannabinoidrezeptoren im Gehirn übereinstimmend.

Konnten nun mit diesen unterschiedlichen Methoden verschiedene Aspekte der Hirnaktivität bei Cannabiskonsumenten festgestellt werden, so ließ sich dennoch nicht die Frage beantworten, ob ein chronischer Cannabisabusus möglicherweise auch mit strukturellen Hirnveränderungen assoziiert ist. Mittels lichtmikroskopischer Untersuchungen konnten bisher keine Auffälligkeiten festgestellt werden. Erst mit Einsatz des Elektronenmikroskops waren Auffälligkeiten in unterschiedlichen Hirnregionen (z.B. Septum, Hippokampus und Amygdala) bei Affen nach einer chronischen THC-Exposition erkennbar[22]. Beschrieben wurden strukturelle Veränderungen an der Synapse (z.B. Erweiterung der synaptischen Spalte oder Verklumpungsprozesse). Aufgrund methodischer Einwände blieben diese Ergebnisse aber nicht unbestritten. McGahan und Mitarbeiter[23] untersuchten mittels Computertomogramm mehrere Gruppen von Rhesusaffen, denen unterschiedliche THC-Dosierungen über variable Zeiträume (maximal bis zu 5 Jahren) verabreicht wurden. Die Autoren fanden bei Dosierungen, die denen im Humanbereich vergleichbar sind, atrophische Prozesse im Bereich des Nucleus caudatus und des frontalen Kortex. Vergleichbare Ergebnisse liegen auch bei Ratten vor. Festgestellt wurden vor allem dosisabhängige strukturelle und volumetrische Änderungen im Bereich des Hippokampus. Diese Veränderungen sollen nach Meinung der Autoren die morphologische Basis für die überdauernden behavioralen Effekte einer chronischen Cannabisintoxikation bei Ratten darstellen. Interessanterweise entsprachen diese Verhaltensauffälligkeiten auch denen nach einer umschriebenen Hippokampusläsion. Neuerdings wird auch diskutiert, inwieweit Cannabinoide biologische Alterungsprozesse beschleunigen können[24]. Slikker und Mitarbeiter[25] kommen aber zu einer anderen Schlußfolgerung. Sie fanden, daß eine abwechslungsreiche und lernprovozierende Umgebung cannabisbezogene Intoxikationseffekte modulieren kann.

Vergleichbare Erkenntnisse liegen für den Humanbereich leider nicht vor. In einer sehr umstrittenen pneuencephalographischen Untersuchung beschrieben Campbell und Mitarbeiter[26] im Jahre 1971 morphologische Änderungen der Hirnstruktur bei chronischen Cannabisusern, die über unterschiedliche neurologische Störungen sowie über Merkfähigkeits- und Konzentrationsstörungen klagten. Allerdings wiesen die untersuchten Probanden ein hohes Ausmaß an zusätzlichem Drogenkonsum auf (z.B. LSD und Amphetamin). In späteren Untersuchungen konnten diese Ergebnisse dann auch nicht bestätigt werden. Mittels Computertomographie (CT) wurden bisher keine groben morphologischen Auffälligkeiten bei Cannabisusern festgestellt.

Faßt man diese Forschungsergebnisse zusammen, ergeben sich trotz der teilweise wiedersprüchlichen Resultate dennoch zwingende Hinweise darauf, daß eine chronische Cannabisintoxikation zu überdauernden hirnorganischen Störungen führen kann. Dafür sprechen die ausgeprägten Lern- und Gedächtnisstörungen, EEG-Veränderungen, sowie Einschrän-kungen in der flexiblen und adaptiven Verhaltenssteuerung. Entscheidend mag auch sein, zu welchem Zeitpunkt die Cannabisintoxikation stattfindet: intrauterin oder während der biologischen Reifung. Generell sollten aber grobe morphologische Änderungen nicht zu erwarten sein, eher können subzelluläre Änderungen oder Störungen des biochemischen Gleichgewichts für die festgestellten Verhaltensauffälligkeiten von Bedeutung sein. Postmortem Untersuchungen könnten hierzu mehr Aufschluß geben.

1.2 Untersuchungsergebnisse zu den Auswirkungen eines chronischen Cannabisabusus im Humanbereich

Faßt man die Ergebnisse der bisherigen Studien zusammen, dann führt ein täglicher Cannabiskonsum über einen Zeitraum von einem Jahr zu meßbaren kognitiven Dysfunktionen. Eine strikte Abstinenz über einen Zeitraum zwischen 3 bis 24 Monaten soll zu einer weitgehenden Remission der kognitiven Störungen führen. Das Ausmaß dieser Remission zeigt sich mit der Häufigkeit und Dauer des vorhergehenden Cannabiskonsums hoch korreliert. Auch neuere Studien belegen, daß ein gelegentlicher Cannabiskonsum (z.B. alle sechs Wochen) über einen Zeitraum von zwei Jahren zu kognitiven Einschränkungen führen kann. Allerdings sollen bei Abstinenz Leistungsverbesserungen schon nach 14 Tagen feststellbar sein, wobei nach einer sechswöchigen kognitiven Therapie keine Auffälligkeiten mehr erkennbar sein sollen[27,28].

Einen genaueren Aufschluß über die langfristigen Folgen eines chronischen Cannabisabusus erhoffte man sich Anfang der 70iger Jahre mit Untersuchungen in Ländern aus unterschiedlichen Kulturbereichen, in denen ein regelmäßiger Cannabiskonsum zu den traditionellen Gepflogenheiten gehörte. Pionier dieser Untersuchungen war Soueif[29], der in der bisher größten Studie 850 haschischrauchende Ägypter mit 839 Kontrollpersonen verglich. Unterstützt von dem National Institut on Drug Abuse (NIDA) in den USA folgten später Untersuchungen in Jamaica[30], Griechenland und Costa Rica[31,32]. Weitere Untersuchung wurden in Indien z.B. von Agarwal und Mitarbeitern[33], Wig und Varma[34] sowie Mendhiratta und Mitarbeitern[35] durchgeführt. Untersucht wurden üblicherweise Probanden, die einen ausgeprägten Cannabisabusus über mehrere Jahre aufwiesen (z.B. 9,6 Joints pro Tag über einen Zeitraum von 17 Jahren). Alle Studien weisen leider nicht unerhebliche methodische Mängel auf. So ist ein Vergleich dieser Studien u.a. auch aufgrund der unterschiedlichen kognitiven Prüfverfahren kaum möglich. Wichtige ergebniskonfundierende Variablen wurden meist nicht kontrolliert (z.B. Zeitpunkt des letzten Cannabiskonsums).

Faßt man die Ergebnisse dieser Studien zusammen, bestehen trotz der methodischen Mängel deutliche Hinweise auf einen Zusammenhang zwischen der Häufigkeit und der Dauer des Cannabiskonsums mit (subtilen) kognitiven Beeinträchtigungen. Die in fast allen Studien beschriebenen kognitiven Leistungsminderungen umfassen folgende Bereiche: Psychomotorik, Wahrnehmung, Gedächtnis und Aufmerksamkeit. Dennoch konnte auch mit diesen Studien die Frage nach möglichen hirnorganischen Veränderungen nicht beantwortet werden, da unter Kontrollbedingungen (z.B. nach mehrjähriger Abstinenz) keine Untersuchungen durchgeführt wurden. Neuerdings fanden Fletcher und Mitarbeiter[36] in einer follow-up Untersuchung in Costa Rica ausgeprägte kognitive Leistungsminderungen bei älteren Langzeitkonsumenten im Vergleich zu gleichaltrigen Nichtkonsumenten. Keine Leistungsdifferenzen wurden demgegenüber zwischen jüngeren Konsumenten und Nichtkonsumenten gefunden.

In den USA und Kanada wurden systematische Untersuchungen ab den 70iger Jahren durchgeführt. Im Gegensatz zu den o.g. Studien wurden hier jüngere Probanden - häufig College-Studenten aus der Mittelklasse - untersucht, die ein deutlich geringeres Konsumverhalten von Cannabis aufwiesen[37-39]. Die Ergebnisse dieser Studien sind ebenfalls nicht einheitlich, zumal auch hier z.T. ausgeprägte methodische Mängel festzustellen sind. Diese beziehen sich im wesentlichen auf heterogene Untersuchungskollektive sowie auf neuropsychologische Meßinstrumente mit einer oft zweifelhaften neuropsychologischen Spezifität. Nicht selten wurden lediglich Fragebögen statt neuropsychologischer Funktionstests verwendet. So überrascht es nicht, daß keine gravierenden kognitiven Leistungsminderungen festgestellt werden konnten. In der Folge merkten denn auch einige Kritiker an[40], daß der Mangel an Hinweisen auf kognitive und zerebrale Dysfunktionen auf Stichprobenartefakte zurückzuführen sei. Weiterhin seien die verwendeten Methoden nicht spezifisch genug, um elementare kognitive Störungen aufdecken zu können. Gianutsos und Litwack[41] fanden beispielsweise, daß Cannabiskonsumenten unter Interferenzbedingung in einer Gedächtnisuntersuchung deutliche Leistungsminderungen aufwiesen. Hier zeigte sich erneut, daß der Anstieg der Aufgabenschwierigkeit und -komplexität mit Dysfunktionen kognitiver Verarbeitungsprozesse bei chronischen Cannabiskonsumenten assoziiert ist. Andererseits kann aber auch vermutet werden, daß die Dauer und die Häufigkeit des Cannabiskonsums in den einzelnen in den USA und Kanada untersuchten Stichproben wohl nicht ausreichend hoch bzw. lange erfolgte, um zu erkennbaren Leistungseinschränkungen zu führen.

Mit kontrollierten experimentellen Laboruntersuchungen wurde dann versucht, die methodischen Mängel früherer Studien zu beseitigen. Diese Studien erfolgten nunmehr auch hypothesengeleitet und bezogen sich überwiegend auf die Bedeutung der experimentell abgestuften Cannabisintoxikation, d.h. Quantität, Häufigkeit und Dauer der Cannabisexposition wurden variiert. Letztlich wurde auch versucht, ergebniskonfundierende Faktoren stärker als bisher möglich zu kontrollieren. Die meisten Untersuchungen erfolgten in einem prä/post-Design, d.h. vor und nach Drogengabe. Da diese Studien von der Konzeption erheblich aufwendiger waren, fielen die untersuchten Stichproben leider sehr niedrig aus. Weiterhin wurde nur ein geringer Zeitverlauf im follow up untersucht (bis 64 Tage nach Cannabisexposition). Entsprechende Studien wurden z.B. von

Dornbush und Mitarbeitern[42], Mendelson und Mitarbeitern[43], Reed[44] sowie Rossi und O'Brien[45] durchgeführt. Über akute Intoxikationseffekte hinausgehende neuropsychologische Störungen konnten nicht festgestellt werden.

In den Jahren von 1980 bis 1990 wurden verstärkt die „hangover effects" einer akuten Cannabisintoxikation im Hinblick auf psychomotorische und aufmerksmakeitsbezogene Verarbeitungsprozesse untersucht[46,47]. Hangover-Effekte wurden für den Zeitraum von 9 Stunden nach dem Cannabiskonsum beschrieben. Yesavage und Mitarbeiter[48] untersuchten die Residualeffekte einer akuten Cannabisintoxikation bei 10 Piloten in einem Flugsimulator und fanden 24 Stunden nach Rauchen eines Joints unabhängig von ihrer subjektiven Selbsteinschätzung deutliche Aufmerksamkeitsminderungen und psychomotorische Verlangsamungen. Leirer und Mitarbeiter[1] konnten diese Ergebnisse in einer Doppel-Blind-Studie bestätigen, betonen aber, daß Langzeiteffekte nur bei komplexeren Anforderungen feststellbar sind. Als zugrundeliegenden Mechanismus vermuten sie vornehmlich Beeinträchtigungen des Arbeitsgedächtnis. Das Arbeitsgedächtnis wird als zentraler Prozessor mit einer nur begrenzten Verarbeitungskapazität angesehen. Störungen in diesem spezifischen Bereich sollen folglich auch zu Leistungsminderungen in anderen kognitiven Systemen führen[49,50]. Zu ähnlichen Ergebnissen kamen Heishman und Mitarbeiter[51], die unterschiedliche kognitive Funktionsbereiche ihrer Probanden 25 Stunden nach Rauchen eines Joints untersuchten. Diese Studien geben somit deutliche Hinweise auf zeitlich ausgedehnte Beeinträchtigungen kognitiver Verarbeitungsprozesse, die allesamt unabhängig von dem subjektiven Rauscherleben sind.

Die mitlerweile enge Einbindung der Cannabisforschung in unterschiedliche Bereiche der Neurowissenschaften hat die Qualität neuerer Studien merklich ansteigen lassen. Auch entwicklungsneurobiologische und -neuropsychologische Fragestellungen treten stärker in den Mittelpunkt des Interesses, da in den westlichen Ländern immer mehr Jugendliche zu dieser Droge greifen. So untersuchten Schwartz und Mitarbeiter[52] in einer sorgfältig kontrollierten Pilotstudie mnestische Verarbeitungsprozesse bei Jugendlichen, die einen starken Cannabiskonsum aufwiesen. Alle waren zwischen 14 und 16 Jahren alt. Die Autoren fanden ausgeprägte Minderleistungen im Kurzzeitgedächtnis, die noch 6 Wochen nach Absetzen der Droge meßbar waren. Da keine weiteren Kontrolluntersuchungen zu einem späteren Zeitpunkt durchgeführt wurden, fehlen leider Informationen, ob sich der Trend der anfänglichen Verbesserungen fortgesetzt hat, oder aber ob Residuale kognitiver Leistungsminderungen in dieser Entwicklungsphase bestehen bleiben. Millsaps und Mitarbeiter[53] konnten vor wenigen Jahren diese Ergebnisse von Schwartz und Mitarbeiter bestätigen und fanden bei einem unbeeinträchtigten allgemeinintellektuellen Leistungsvermögen vornehmlich Merkfähigkeitsstörungen. Auf Beeinträchtigungen sogenannter frontaler Verarbeitungsprozesse verweisen die Ergebnisse von Leon-Carrion[54]. Auffällig in dieser Studie waren die Beeinträchtigungen der Cannabisuser (18 – 27 Jahre, 2,5 Joints pro Tag über einen Zeitraum von 4,5 Jahren), aus Erfahrungen zu lernen, Verhalten angemessen in unterschiedlichen Situationen zu steuern, sowie komplexe kognitive Verarbeitungsprozesse zu planen, zu organisieren und zu steuern. Auf Beeinträchtigungen in Schulleistungstests verweist die Studie von Block und Mitarbeitern[55] und zwar hinsichtlich des sprachlichen Ausdrucks und mathematischer Fähigkeiten. Pope und Yurgelun-Todd[56] beschreiben Aufmerksamkeits- und Konzentrationsstörungen sowie Beeinträchtigungen frontaler Funktionen bei jungen Collgege-Studenten. Letztlich konnten noch Fried und Mitarbeiter[57-59] in einer herausragenden Längsschnittstudie sehr spezifische Störungen der postnatalen Entwicklung von Kindern beschreiben, deren Mütter während der Schwangerschaft Cannabis geraucht hatten.

3. Die Bedeutung des Einstiegsalters eines regelmäßigen Cannabisabusus

Cannabinoidrezeptoren gehören nicht nur zu den am stärksten exprimierten Neurotransmitterrezeptoren im Gehirn, darüber hinaus zeigt sich ihr Verteilungsmuster in spezifischen Hirnregionen einzigartig und hoch konserviert in der Säugetierreihe[60]. Die Rezeptorendichte in diesen spezifischen Arealen variiert während verschiedener Entwicklungsstufen, doch ist aus neurowissenschaftlicher Perspektive bedeutsam, daß bei einer chronischen THC-Stimulation eine Downregulierung erfolgt[61], deren neurokognitiven Auswirkungen derzeit aber noch unklar sind. Festgestellt wurde weiterhin, daß eine chronische Exposition (Inhalation) junger und noch nicht geschlechtsreifer Ratten mit Cannabis mit irreversiblen Schäden auf beobachtbarer Verhaltensebene und Hirnmorphologie assoziiert ist[9]. Dies läßt eine besondere Vulnerabilität während spezifischer Entwicklungsphasen vermuten.

Die entwicklungsneuropsychologische Bedeutung des sogenannten Age of Onset bei Cannabiskonsumenten ist bisher noch nicht gezielt untersucht worden. Wir haben daher die Hypothese überprüft, ob der frühe Beginn eines regelmäßigen Cannabiskonsums während peripubertärer Entwicklungsphasen mit überdauernden funktionellen Hirnveränderungen bei erwachsenen Konsumenten assoziiert ist. Als Indikatoren der Auswirkungen eines chronischen Cannabiskonsums wurden unterschiedliche Aufmerksamkeitsfunktionen untersucht, die den funktionellen Status unterschiedlicher neuronaler Netzwerkstrukturen reflektieren (Alertness, Reaktionswechsel, Arbeitsgedächtnis, Geteilte Aufmerksamkeit, Visuelles Scanning, Intermodaler Vergleich). Von zunächst 124 Cannabis-Konsumenten wurden 99 Probanden ausgesucht und einer experimentellen computergestützten Untersuchung dieser

Aufmerksamkeitsfunktionen[62] unterzogen. Diese Gruppe hatte ausschließlich Cannabis und keine anderen Drogen konsumiert; Alkohol nur mäßg im sozial akzeptierten Rahmen. Das durchschnittliche Alter dieser Gruppe betrug 23.3 ± 4.4 Jahre. Die durchschnittliche Dauer des Cannabis-Konsums lag bei 4.2 ± 3.4 Jahren. Die geschätzte Lebenszeitdosis betrug 893 ± 897 Einheiten (Joints). Alle Probanden lagen innerhalb von 15% ihres idealen Körpergewichtes. Bei keinem waren Hinweise auf frühere oder gegenwärtige neurologische oder psychiatrische Störungen festzustellen. Zum Zeitpunkt der Testung hatten die Probanden frei von Alkohol zu sein. Zur objektiven Überprüfung der Angaben der Probanden wurden neben der Bestimmung der Routine-Laborparameter (incl. Drogenanalyse aus Plasma und Urin) folgende weitere Laboruntersuchungen durchgeführt:

- Bestimmung der Blutkonzentration von $\Delta 9$-THC und seiner Hauptmetaboliten THCOH und THCCOOH mittels Gaschromatographie/Massenspektrometrie[63],

- Bestimmung der Gesamtmetaboliten von THC im Urin durch Fluorescent Polarization Immunoassay (FPIA)[63].

Weiterhin erfolgte eine ausführliche psychiatrische Exploration und psychometrische Untersuchung, um Probanden mit Hinweisen auf psychopathologischen Störungsbildern auszuschließen. Letztlich wurde die Intelligenz bestimmt, um Probanden mit einem niedrigeren intellektuellem Leistungspotential (IQ < 85) auszuschließen.

Die letzte Cannabisinhalation der Probanden lag im Mittel 29.8 ± 29.5 Stunden vor der experimentellen Untersuchung. Der durchschnittliche Plasmaspiegel von THC, THCOH und THCCOOH aller Probanden war insgesamt sehr gering (1.0 ± 2.1, 0.3 ± 0.7, 11.4 ± 25.0 ng/ml) und bestätigte die Angaben der Probanden.

Berechnet wurden schrittweise Regressionsanalysen um den Einfluß der akuten Intoxikation (THC+THCOH Plasmalevel), des *kumulativen* toxischen Effekts (geschätzte Lebenszeitdosis) sowie einer vulnerablen Entwicklungsphase (Alter des Beginns des regelmäßigen Cannabiskonsums) auf die überprüften kognitiven Leistungsparameter zu bestimmen.

Die vorliegenden und ersten veröffentlichten Ergebnisse[64,65] legen die Schlußfolgerung nahe, daß der peripubertäre Beginn eines regelmäßigen Cannabiskonsums nicht mit diffusen kognitiven Störungen assoziiert ist. Vielmehr ist eine spezifische Interaktion exogener Cannabinoide mit der Entwicklung aufmerksamkeitsbezogener neuronaler Netzwerkstrukturen in subkortikalen Strukturen zu vermuten, die mit spezifischen Teilfunktionen (z.B. Blickbewegungen, siehe Abbildungen 1 und 2) assoziiert sind. Aufmerksamkeitsfunktionen, die mehr an das ungestörte Zusammenwirken anderer Strukturen gebunden sind (so z.B. unter Berücksichtigung frontaler Strukturen auch die Systematik von Blickbewegungen), zeigten sich gegenüber der Kontrollgruppe nicht leistungsgemindert (siehe Abbildung 3). Die Bedeutung der peripubertären Entwicklungsphase gerade im Hinblick auf die Entwicklung unterschiedlicher Aufmerksamkeitsfunktionen (so auch die der Blickbewegungen) konnte zuvor an 253 gesunden Kindern, Jugendlichen und Erwachsenen mit dem gleichen Untersuchungsverfahren gezeigt werden, so daß auch ein direkter Vergleich mit normalen Entwicklungsprozessen möglich ist[66].

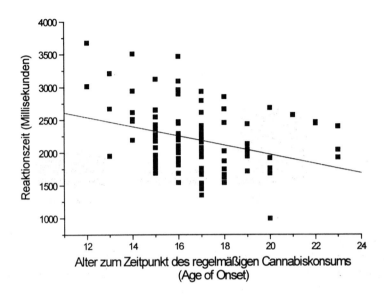

Abbildung 1:
Dargestellt sind die Reaktionszeiten in dem computergestützten Untertest Visuelles Scanning, der die Schnelligkeit der Blickbewegungen bei der Erkennensleistung eines kritischen Reizes in einer Matrix ähnlicher Reize überprüft (Bedingung: kritischer Reiz vorhanden). Auf der X-Achse abgetragen ist das Einstiegsalter des regelmäßigen Cannabiskonsums. Die durchgezogene Linie durch die Punktewolke der individuellen Reaktionszeiten veranschaulicht die Abnahme der Reaktionszeiten in Abhängigkeit vom Einstiegsalter ($p = .001$).

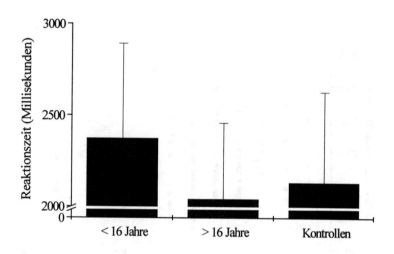

Abbildung 2:
Dargestellt sind die mittleren Reaktionszeiten einer Cannabisgruppe mit einem Konsumbeginn vor dem 16. Lebensjahr sowie einer Cannabisgruppe mit einem Konsumbeginn nach dem 16. Lebensjahr, jeweils im Vergleich zur Kontrollgruppe. Aufgrund der varianzanalytischen Berechnungen zeigt sich die mittlere Reaktionszeit der Gruppe mit einem frühen Einstiegsalter gegenüber der Gruppe mit einem späteren Einstiegsalter sowie gegenüber der Kontrollgruppe signifikant höher in dem computergestützten Untertest Visuelles Scanning (p's < .05). Die Leistungen zwischen der Gruppe mit einem Konsumbeginn ab dem 16. Lebensjahr zeigt sich gegenüber der Kontrollgruppe nicht signifikant unterschiedlich.

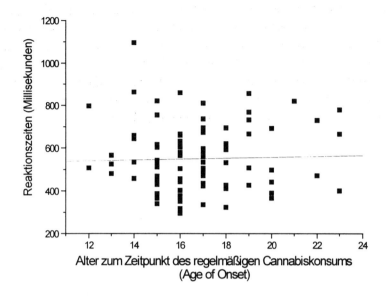

Abbildung 3:
Dargestellt sind die Reaktionszeiten in dem computergestützten Untertest Arbeitsgedächtnis. Auf der X-Achse abgetragen ist das Einstiegsalter des regelmäßigen Cannabiskonsums. Die durchgezogene Linie durch die Punktewolke der individuellen Reaktionszeiten veranschaulicht, daß das Einstiegsalter keine Bedeutung im Hinblick auf die Ausprägung der Reaktionszeiten hat (p = .75).

Derzeit ist aber noch weitgehend ungeklärt, welche neurobiologischen Mechanismen unter exogener Cannabiszufuhr während einer hypothetischen vulnerablen Entwicklungsphase zur Wirkung kommen und wie die Entwicklung kognitiver Systeme und Subsysteme dadurch beeinträchtigt sein könnte. Cannabinoide sind an der komplexen interzellulären Kommunikation beteiligt[67] und ihnen wird neuerdings auch eine wichtige Bedeutung für synaptische Plastizitätsprozesse zugesprochen[68]. Unter Berücksichtigung dieser und unserer Ergebnisse erscheint aber die Schlußfolgerung berechtigt, daß während einer vulnerablen Phase der Hirnentwicklung, die auch als „fine tuning" kognitiver Entwicklungsprozesse beschrieben wird[69-73], das Einsetzen eines regelmäßigen Cannabisabusus mit spezifischen und persistierenden kognitiven Dysfunktionen assoziiert ist. Weitere Studien können helfen, diese mit einem chronischen Cannabiskonsum assoziierten komplexen neurokognitiven Zusammenhänge genauer zu klären.

5. Literatur

1	Leirer, V.O., Yesavage, J.A. & Morrow, D.G. (1991). Marijuana carry-over effects on aircraft pilot performance. Aviation, Space, and Environmental Medicine, 62, 221-227.
2	Smiley, A. (1986). Marijuana: on-road and driving simulator studies. Alcohol, Drugs and Driving, 2, 121-134.
3	Perez-Reyes, M., Hicks, R.E., Bumberry, J., Jeffcoat, A.R. & Cook, C.E. (1988). Interaction between marihuana and ethanol: effects on psychomotor performance. Alcoholism: Clinical and Experimental Research, 12, 268-276.
4	Luthra, Y.K., Rosenkranz, H. & Braude, M.C. (1976). Cerebral and cerebellar neurochemical changes and behavioral manifestations in rats chronically exposed to marijuana smoke. Toxicology and Applied Pharmacology, 35, 455-465.
5	Fehr, K.O. & Kalant, H. (1983). Long-term effects of cannabis on cerebral function: a review of the clinical and experimental literature. In Cannabis and Health Hazards. Ed. K.O. Fehr & H. Kalant, 501-576. Toronto: Addiction Research Foundation.
6	Nakamura, E.M., da Silva, E.A., Concilio, G.V., Wilkinson, D.A. & Masur, J. (1991). Reversible effects of acute and long-term administration of Δ^9-tetrahydrocannabinol (THC) on memory in the rat. Drug and Alcohol Depencence, 28, 167-175.
7	Stiglick, A. & Kalant, H. (1982 a). Learning impairment in the radial-arm maze following prolonged cannabis treatment in rats. Psychopharmacology, 77, 117-123.
8	Stiglick, A. & Kalant, H. (1982 b). Residual effects of prolonged cannabis administration on exploration and DRL performance in rats. Psychopharmacology, 77, 124-128.
9	Stiglick, A. & Kalant, H. (1985). Residual effects of chronic cannabis treatment on behavior in mature rats. Psychopharmacology, 85, 436-439.
10	Heyser, C.J., Hampson, R.E. & Deadwyler. S.A. (1993). Effects of Δ^9-tetrahydrocannabinol on delayed match-to-sample performance in rats: Alterations in short-term memory associated with changes in task specific firing of hippocampal cells. Journal of Pharmacology and Experimental Therapeutics, 264, 294-307. Herkenham, M. (1995) Localization of cannabinoid receptors in brain and periphery. Neuroscience, 145-165.
11	Pertwee, R.G. (1992). In vivo interactions between psychotropic cannabinoids and other drugs involving central and peripheral neurochemicl mechanisms. In: Marijuana/Cannabinoids: Neurobiology and Neurophysiology. Ed. L. Murphy & A. Bartke, pp. 165-218. Boca Raton: CRC Press.
12	Barratt, E.S. & Adams, P.M. (1972). The effects of chronic marijuana administration on brain functioning in cats. Clinical Toxicology, 5, 36.
13	Campbell, K.A., Foster, T.C., Hampson, R.E. & Deadwyler, S.A. (1986). Δ^9-Tetrahydrocannabinol differentially affects sensory-evoked potentials in the rat dentate gyrus. Journal of Pharmacology and Experimental Therapeutics, 239, 936-940.
14	Domino, E.F. (1981). Cannabinoids and the cholinergic system. Journal of Clinical Pharmacology, 21, 249-255.
15	Struve, F. & Straumanis, J.J. (1990). Electroencephalographic and evoked potential methods in human marihuana research: Historical review and future trends. Drug Development Research, 20, 369-388.

16   Struve, F., Straumanis, J.J. & Patrick, G. (1994). Persistent topographic quantitative EEG sequelae of chronic marihuana use: a replication study and initial discriminant function analysis. Clinical Electroencephalography, 25, 63-75.
17   Solowij, N. (1995). Do cognitive impairments recover following cessation of cannabis use? Life Sciences, 56, 2119-2126.
18   Solowij, N., Michie, P. & Fox, A. M. (1991). Effects of long-term cannabis use on selective attention: an event related potential study. Pharmacology Biochemistry & Behavior, 40, 683-688.
19   Solowij, N., Michie, P. T. & Fox, A. M. (1995). Differential impairments of selective attention due to frequency and duration of cannabis use. Biological Psychiatry, 37, 731-739.
20   Mathew, R.J. & Wilson, W.H. (1992). The effects of marijuana on cerebral blood flow and metabolism. In Marijuana/Cannabinoids: Neurobiology and Neurophysiology. Ed. L. Murphy & A. Bartke, 337-386. Boca Raton: CRC Press.
21   Volkow, N.D., Gillespie, H., Tancredi, L. & Hollister, L. (1995). The effects of marijuana in the human brain measured with regional brain glucose metabolism. In Sites of Drug Action in the Human Brain. Ed.: A. Biegon & N.D. Volkow, pp. 75-86. Boca Raton: CRC Press.
22   Heath, R.G., Fitzjarrell, A.T., Fontana, C.J. & Garey, R.E. (1980). Cannabis sativa: effects on brain function and ultrastructure in rhesus monkeys. Biological Psychiatry, 15, 657-690.
23   McGahan, J.P., Dublin, A.B. & Sassenrath, E. (1984). Long-term Δ^9-tetrahydrocannabinol treatment: Computed tomography of the brains of rhesus monkeys. American Journal of Diseases of Children, 138, 1109-1112.
24   Eldridge, J.C., Murphy, L.L. & Landfield, P.W. (1991). Cannabinoids and the hippocampal glucocorticoid receptor: recent findings and possible significance. Steroids, 56, 226-231.
25   Slikker, W., Jr., Paule, M.G., Ali, S.F., Scallet, A.C. & Bailey, J.R. (1992). Behavioral, neurochemical, and neurohistological effects of chronic marijuana smoke exposure in the nonhuman primate. In: Marijuana / Cannabinoids: Neurobiology and Neurophysiology. Ed.: L. Murphy & A. Bartke, pp. 219-273. Boca Raton: CRC Press.
26   Campbell, A.M.G., Evans, M., Thomson, J.L.G. & Williams, M.J. (1971). Cerebral atrophy in young cannabis smokers. Lancet, 2, 1219-1224.
27   Lundqvist, T. (1995a). Specific thought patterns in chronic cannabis smokers observed during treatment. Life Sciences, 56, 2141-2144.
28   Lundqvist, T. (1995b). Chronic cannabis use and the sense of coherence. Life Sciences, 56, 2145-2150.
29   Soueif, M.I. (1971). The use of cannabis in Egypt: A behavioural study. Bulletin on Narcotics, 23, 17-28.
30   Bowman, M. & Phil, R.O. (1973). Cannabis : psychological effects of chronic heavy use. A controlled study of intellectual functioning in chronic users of high potency cannabis. Psychopharmacologia, 29, 159-170.
31   Carter, W.A. (1980). Cannabis in Costa Rica: a study of chronic marihuana use. Philadelphia: Institut for the Study of Human Issus.
32   Page, J.B., Fletcher, J. & True, W.R. (1988). Psychosociocultural perspectives on chronic cannabis use: the Costa Rican follow-up. Journal of Psychoactive Drugs, 20, 57-65.

33   Agarwal, A.K., Sethi, B.B. & Gupta, S.C. (1975). Physical and cognitive effects of chronic bhang (cannabis) intake. Indian Journal of Psychiatry, 17, 1-7.
34   Wig, N.N. & Varma, V.K. (1977). Patterns of long-term heavy cannabis use in North India and its effects on cognitive functions: a preliminary report. Drug and Alcohol Dependence, 2, 211-219.
35   Mendhiratta, S.S., Wig, N.N. & Verma, S.K. (1978). Some psychological correlates of long-term heavy cannabis users. British Journal of Psychiatry, 132, 482-486.
36   Fletcher, J.M., Page, J.B., Francis, D.J., Copeland, K., Naus, M.J., Davis, C.M., Morris, R., Krauskopf, D. & Satz, P. (1996). Cognitive correlates of long-term cannabis use in Costa Rica men. Archives of General Psychiatry, 53, 1051-1057.
37   Hochman, J.S. & Brill, N.Q. (1973). Chronic marijuana use and psychosocial adaptation. American Journal of Psychiatry, 130, 132-140.
38   Grant, I., Rochford, J., Fleming, T. & Stunkard, A. (1973). A neuropsychological assessment of the effects of moderate marihuana use. Journal of Nervous and Mental Disease, 156, 278-280.
39   Carlin, A.S. & Trupin, E.W. (1977). The effect of long-term chronic marijuana use on neuropsychological functioning. International Journal of the Addictions, 12, 617-624.
40   Cohen, S. (1982). Cannabis effects upon adolescent motivation. In Marijuana and Youth: Clinical observations on motivation and learning, 2-9, Rockville, MD: National Institute on Drug Abuse.
41   Gianutsos, R. & Litwack, A.R. (1976). Chronic marijuana smokers show reduced coding into long-term storage. Bulletin of the Psychonomic Society, 7, 277-279.
42   Dornbush, R.L., Clare, G., Zaks, A., Crown, P., Volavka, J. & Fink, M. (1972). Twenty-one day administration of marijuana in male volunteers. In Current Research in Marihuana, Ed. M.F. Lewis, 115-127. New York: Academic Press.
43   Mendelson, J.H., Rossi, M.A. & Meyer, R.E. (Eds.) (1974). The use of Marihuana: a Psychological and Physiological Inquiry. New York: Plenum Press.
44   Reed, H.B.C. Jr. (1974). Cognitive effects of marihuana. In: The Use of Marihuana: A Psychological and Physiological Inquiry. Ed.: J.H. Mendelson, A.M. Rossi & R.E. Meyer, pp. 107-114. New York: Plenum Press.
45   Rossi, A.M. & O'Brien, J. (1974). Memory and time estimation. In: The Use of Marihuana: A Psychological and Physiological Inquiry. Ed.: J.H. Mendelson, A.M. Rossi & R.E. Meyer, pp. 89-106. New York: Plenum Press.
46   Barnett, G., Licko, V. & Thompson, T. (1985). Behavioral pharmacokinetics of marijuana. Psychopharmacology, 85, 51-56.
47   Chait, L.D., Fischman, M.W. & Schuster, C.R. (1985). 'Hangover' effects the morning after marijuana smoking. Drug and Alcohol Dependence, 15, 229-238.
48   Yesavage, J.A., Leirer, V.O., Denari, M. & Hollister, L.E. (1985). Carry-over effects of marijuana intoxication on aircraft pilot performance: a preliminary report. American Journal of Psychiatry, 142, 1325-1329.
49   Baddeley, A.D. & Hitch, G. (1974). Working memory. In The Psychology of Learning and Motivation. Recent Advances in Learning and Motivation. Ed.G. Bower, Vol. VIII, 47-90. New York: Academic Press.
50   Baddeley, A.D. (1986). Working Memory. Oxford: Oxford University Press.
51   Heishman, S.J., Pickworth,W.B., Bunker, E.B. & Henningfield, J.E. (1993). Acute and residual effects of smoked marijuana on human performance. In Problems of Drug Dependence 1992. Ed. L. Harris, National Institute on Drug Abuse Research Monograph, 132, 270. Washington DC: U.S. Government Printing Office.

52   Schwartz, R.H., Gruenewald, P.J., Klitzner, M. & Fedio, P. (1989). Short-term memory impairment in cannabis-dependent adolescents. American Journal of Diseases of Children, 143, 1214-1219.
53   Millsaps, C.L., Azrin, R.L. & Mittenberg, W. (1994). Neuropsychological effects of chronic cannabis use on the memory and intelligence of adolescents. Journal of Child and Adolescent Substance Abuse, 3, 47-55.
54   Leon-Carrion, J. (1990). Mental performance in long-term heavy cannabis use: A preliminary report. Psychological Reports, 67, 947-952.
55   Block, R.I., Farnham, S., Braverman, K., Noyes, R. Jr. & Ghoneim, M.M. (1990). Long-term marijuana use and subsequent effects on learning and cognitive functions related to school achievement: preliminary study. In Residual Effects of Abused Drugs on Behavior. Ed. J.W. Spencer & J.J. Boren, 96-111. National Institut on Drug Abuse Research Monograph 101, Rockville, MD: U.S. Department of Health and Human Services.
56   Pope, H. G. & Yurgelun-Todd, D. (1996). The residual cognitive effects of heavy marijuana use in college students. JAMA, 275, 521-527.
57   Fried, P. (1993). Prenatal exposure to tobacco and marijuana: effects during pregnancy, infancy, and early childhood. Clinical Obstetrics and Gynaecology, 36, 319-337.
58   Fried, P. (1995). The Ottawa Prenatal Prospective Study (OPPS): methodological issues and findings - its easy to throw the baby out with the bath water. Life Sciences, 56, 2159 - 2168.
59   Fried, P. (1996). Behavioural outcomes in preschool and school-age children exposed prenatally to marijuana: a review and speculative interpretation. In Behavioral Studies of Drug Exposed Offspring: Methodological Issues in Human and Animal Research. Ed. C.L. Wetherington, V.L. Smerigloio & L.P. Finnegan, National Institute on Drug Abuse Research Monograph 164, 242-260. Washington DC: U.S. Government Printing Office.
60   Herkenham, M., Lynn, A.B., Little, M.D. (1990). Cannabinoid receptor localization in brain. Proc. Natl. Acad. Sci. USA, 87, 1932-1936.
61   McLaughlin, C. R. & Abood, M. E. (1993). Developmental expression of cannabinoid receptor mRNA. Developmental Brain Research, 76, 75-78.
62   Zimmermann, P. & Fimm, B. (1993). Testbatterie zur Aufmerksamkeitsprüfung. Version 1.02. Würselen: Psytest.
63   Moeller, M. R., Doerr, G. & Warth, St. (1992). Simultanious quantitation of D9-tetrahydrocannabinol (THC) and 11-Nor-9-carboxy-delta-9-tetrahydrocannabinol (THC-COOH) in serum by GC/MS using deuterated internal standards and its application to a smoking study and forensic cases. Journal of Forensic Sciences, 37, 969-983.
64   Kunert, H.J., Rinn, T., Moeller, M.R., Poser, W., Hoehe, M.R. & Ehrenreich, H. (1997). Early onset of cannabis use is associated with specific attentional dysfunctions in adult moderate users. In 1997 Symposium on the Cannabinoids, p. 82. International Cannabinoid Research Society, Burlington, Vermont.
65   Ehrenreich, H., Rinn,T., Kunert, H.J., Moeller, M.R., Poser, W., Schilling, L., Gigerenzer, G. & Hoehe, M.R. (1999). Specific attentional dysfunction in adults following early start of cannabis use. Psychopharmacology, 142, 295-301.
66   Kunert, H.J., Derichs, G. & Irle, E. (1996). Entwicklung von Aufmerksamkeitsfunktionen im Kindesalter: Ergebnisse einer vorläufigen Normierung der computergestützten Testbatterie zur Aufmerksamkeitsprüfung (TAP) an 9- bis 12jährigen Kindern. Zeitschrift für Neuropsychologie, 7, 92-113.

67   Venance, L., Piomelli, D., Glowinski, J., Giaume, Ch. (1995). Inhibition by anandamide of gap junctions and intercellular calcium signalling in striatal astrocytes. Nature, 376, 590-594.
68   Derkinderen, P., Toutant, M., Burgaya, F., le Bert, M., Siciliano, J.C., de Franciscis, V., Gelman, M., Girault, J.A. (1996). Regulation of a neuronal form of focal adhesion kinase by anandamide. Science, 273, 1719-1721.
69   Chugani, H. T., Phelps, M. E. & Mazziotta, J. C. (1987). Positron emission tomography study of human brain functional development. Annals of Neurology, 22, 487-497.
70   Feinberg, I. (1988). Metabolic brain changes in adolescence: one aspect of a global reorganization? Annals of Neurology, 24, 464-465.
71   Huttenlocher, P. R. (1979). Synaptic density in human frontal cortex - developmental changes and effects of aging. Brain Research, 163, 195-205.
72   Thatcher, R. W., Walker, R. A. & Guidice, S. (1987). Human cerebral hemispheres develop at different rates and ages. Science, 236, 1110-1113.
73   YAKOVLEV, P. I. & LECOURS, A.-R. (1967). THE MYELOGENETIC CYCLES OF REGIONAL MATURATION OF THE BRAIN. IN A. MINKOWSKI, REGIONAL DEVELOPMENT OF THE BRAIN IN EARLY LIFE. OXFORD: BLACKWELL, PP. 3-70.

Hermann Ebel und Hanns Jürgen Kunert

Das amotivationale Syndrom des Cannabis-Konsumenten

1. Einleitung

Bei dem aus der Hanfpflanze (Cannabis indica) gewonnenen Haschisch und Marihuana handelt es sich neben dem Alkohol um eines der ältesten Rauschmittel. Der psychotrope Hauptwirkstoff Tetrahydrocannabinol (THC) ist mit einem Anteil von 2 - 8% in Haschisch enthalten. Überwiegend wird Cannabis als Zigarette („Joint") konsumiert oder als Pfeife geraucht. Cannabis sativa enthält mindestens 60 verschiedene Cannabinoide.

Weltweit geht man von etwa 100 Millionen regelmäßigen Konsumenten auf [1]. Die letzte repräsentative Umfrage von 1995 zum Konsum psychoaktiver Substanzen in Deutschland zeigte, daß etwa 14% (West) bzw. 6% (Ost) aller Bundesbürger zwischen 18 und 59 wenigstens einmal in ihrem Leben Cannabis konsumiert haben. Die weitaus meisten von ihnen, nämlich 67% in den alten und über 87% in den neuen Bundesländern, haben dies weniger als 20mal getan. Jedoch haben immerhin mehr als 16% dieser Personen im Westen und 7% im Osten bereits häufiger als 100mal Cannabis konsumiert. Bemerkenswerterweise bezeichnen nur 9% der Alkoholkonsumenten ihren Gebrauch als regelmäßig, während 20% der Cannabis-User über einen regelmäßigen Konsum berichteten[1].

Cannabis wird (verharmlosend) als „weiche Droge" bezeichnet, weil seine Risiken im Vergleich zu anderen Substanzen weniger kritisch gesehen werden. Unter den Jugendlichen und jungen Erwachsenen sehen die Hälfte ein- oder zweimaligen Probierkonsum als wenig gefährlich oder gar als ungefährlich an. Die Personen, die selbst bereits Erfahrungen mit Drogen gemacht haben, sehen dies sogar zu 90% so[2].

Es läßt aufmerken, daß junge Erwachsene 1993 das Gesundheitsrisiko des Cannabis-Konsums deutlich geringer einschätzten als 1987. So hat sich der Anteil derer, die regelmäßigen Cannabis-Konsum als unproblematisch betrachten, in der Altersgruppe der 18- bis 25Jährigen von 11 auf 21% fast verdoppelt. Die 18- bis 25Jährigen, betrachteten den Konsum zu 40% als wenig gefährlich, während 1993 62% von nur einem geringen Risiko bei ein- bis zweimaligem Probieren ausgingen[2]. Das Risiko eines körperlichen und/oder psychischen Schadens wird von den Besuchern von Techno-Veranstaltungen im Münchener Raum für Cannabis als geringer eingeschätzt als für Alkohol oder Tabak[3].

Diese Daten sprechen dafür, daß die Bewertung des Cannabis-Konsums unkritischer geworden ist. Dabei spielt wahrscheinlich die Diskussion über eine Liberalisierung des Umgangs mit Cannabis und das häufig falsch interpretierte Cannabis-Urteil des BGH von 1995 über Besitz von Cannabis zum Eigengebrauch eine wesentliche Rolle (Beschluß des BGH vom 20.12.1995, 3 StR 245/95, u.a. in NJW 1996, 794-97). In Deutschland ist Cannabis die in allen Altersgruppen mit Abstand am meisten konsumierte illegale Droge. In diesen Trend fügt sich ein, daß die Entwicklung der Konsumdelikte in Bezug auf Cannabis einen moderaten Anstieg der Fallzahlen zwischen 1985 und 1995 zeigte, während zwischen 1993 bis 1995 solche Delikte um rund 50% zunahmen.

Dennoch treten insgesamt - gemessen an der relativ großen Zahl von Personen, die mit Cannabis Kontakt haben - relativ wenige Problemfälle auf. Die langsam steigende Zahl von Personen, die ambulante Behandlungen in erster Linie wegen Problemen mit Cannabis aufsuchen, weist jedoch darauf hin, daß Langzeitfolgen bisher möglicherweise noch nicht vollständig sichtbar geworden sind[2]. So zeigen die Ergebnisse im Bereich ambulanter Einrichtungen der Suchtkrankenhilfe, daß in den letzten drei

Jahren die Zahl der Personen, die sich wegen einer Cannabis-Problematik an das professionelle Hilfesystem wenden, beständig zunimmt. Mit über 7000 Cannabis-Abhängigen und mehr als 11.000 Personen mit einem schädlichen Gebrauch von Cannabis-Produkten im Jahr 1995 weisen ambulante Einrichtungen eine fast doppelt so häufige Beanspruchung durch diesen Personenkreis auf, als dies noch 1993 der Fall war.

Bei illegalen Substanzen standen bisher vor allem die akuten Folgen im Zentrum des Interesses: Todesfälle durch Heroin oder psychotische Störungen, die durch Kokain ausgelöst werden. Über Langzeitfolgen von allen illegalen Drogen liegen kaum Daten vor. Dies bedeutet nicht automatisch, daß solche Folgen nicht vorhanden sind. Es weist vielmehr darauf hin, daß auf diesem Gebiet noch erhebliche Wissenslücken bestehen, insbesondere im Vergleich zu legalen Substanzen. Nach mehr als zwei Jahrzehnten des Desinteresses an solchen Fragen rückten zunehmend negative Langzeiteffekte in den Blickpunkt. Die kleine, aber wachsende Zahl von Langzeitkonsumenten in Behandlung ambulanter Beratungsstellen, die primär ein Cannabis-Problem haben, zeigt die wachsende Bedeutung dieses Themas. Die gleiche Entwicklung zeigt sich übrigens auch - allerdings noch deutlicher - in den Niederlanden.

Die größte Bedeutung bezüglich gesundheitlicher Konsequenzen chronischen Cannabis-Mißbrauches haben die kognitiven Beeinträchtigungen. Am häufigsten werden kognitive Störungen bei Personen festgestellt, die Cannabis in erheblicher Frequenz (mindestens täglich) und ein Jahr lang konsumiert haben[4]. Bei längerdauerndem Cannabis-Mißbrauch können außer kognitiven Einbußen aber auch Persönlichkeitsveränderungen auftreten, die erstmals Ende der 60er Jahre unter dem Begriff des amotivationalen Syndromes oder auch Passivierungs- und Demotivierungssyndromes zusammenfassend beschrieben wurden[5].

2. Symptomatologie

Symptome dieses amotivationalen Syndromes sind Interessenschwund, Abstumpfung, Nachlässigkeit und Verwahrlosungstendenz[6]. Es kommt zu dauerhaften Veränderungen im gesamten Verhalten einer Persönlichkeit mit Antriebsminderung, fehlendem Ehrgeiz, Desinteresse und Apathie[7]. Neben der oft genannten Trias Euphorie, Apathie und Passivität kann aber auch ein Nachlassen der Leistungsbereitschaft, Schulversagen oder Lehrabbruch erkennbar sein (vgl. Tab. 1).

Ohne den Begriff amotivationales Syndrom ausdrücklich zu nennen, führt das amerikanische Klassifikationssystem DSM-IV unter den Merkmalen von Störungen im Zusammenhang mit Cannabis auf, daß Personen, die regelmäßig Cannabis konsumieren oft über körperliche wie psychische Lethargie sowie Anhedonie berichten. Leichte Formen der Depression, Angst oder Reizbarkeit kämen sogar bei einem Drittel der Personen vor, die Cannabis regelmäßig (täglich oder fast täglich) konsumierten[8]. Natürlich kann dieses allgemeine Versagen dadurch verstärkt werden, daß der Konsument in soziale Randgruppen abgedrängt wird, um sich mit der Droge zu versorgen[9].

Tabelle 1:
Symptomatologie des Amotivationalen Syndromes

- Interessensschwund
- Abstumpfung
- Antriebsminderung
- Apathie
- Passivität
- Anhedonie
- Nachlässigkeit
- Verwahrlosungstendenz

3. Studienergebnisse

Bedauerlicherweise stehen über den Langzeitverlauf von Cannabismißbrauch und -abhängigkeit nur wenige empirische Daten zur Verfügung. Dies könnte damit zusammenhängen, daß starker Cannabis-Konsum häufig geleugnet wird und Betroffene sich bei Cannabismißbrauch oder -abhängigkeit seltener als bei anderen Arten von Störungen im Zusammenhang mit psychotropen Substanzen in Behandlung zu begeben scheinen[8]. Darüber hinaus ist der Nachweis von kognitiven Störungen und Persönlichkeitsveränderungen durch chronischen Cannabis-Mißbrauch schwierig zu führen, da belegt werden muß, daß die Einbußen erst nach dem Konsum aufgetreten sind und nicht schon vor dem Konsum im Sinne eines dispositionellen Faktors bestanden. Methodisch noch viel komplizierter zu untersuchen ist die Frage, ob solche Einbußen darüber hinaus als mehr oder weniger irreversible Residualerscheinungen auch nach Absetzen überdauern.

Viele konfundierende Variablen wie die langsame Elimination aktiver Cannabinoide, der Mangel an guten Kontrolluntersuchungen während der Abstinenz, das Fehlen gut gematchter Kontrollgruppen und das Vorhandensein von persistierenden Entzugssymptomen machen eine entsprechende Bewertung schwierig. Dennoch wurden residuale kognitive Einbußen in einigen, aber nicht in allen Untersuchungen nach prolongiertem schweren Cannabis-Gebrauch gefunden. Die weitergehende Frage, ob durch chronischen Cannabis-Konsum auch Persönlichkeitsveränderungen hervorgerufen werden und ob diese auch nach Absetzen des Cannabis überdauern, versuchten bislang erst wenige Studien zu beantworten, deren wichtigste Ergebnisse nachfolgend dargestellt werden.

Obgleich nachteilige mentale Effekte von Cannabis-Konsum schon früher berichtet wurden[4,10] ergaben sich relevante empirische Hinweise für klinisch bedeutsame cerebrale Funktionsbeeinträchtigungen durch Cannabis in den schon fast 30 Jahre alten, aber am häufigsten zitierten Untersuchungen von Kolansky und Moore[11,12]. Beide Autoren berichteten in der ersten Studie über 38 Cannabis-Konsumenten mit psychischen Symptomen, die von mäßiger Apathie über Persönlichkeitsauffälligkeiten bis hin zu Psychosen reichten. Bei den Cannabis-Konsumenten handelte es sich um Heranwachsende und jüngere Erwachsene im Alter von 13 bis 24 Jahren, die wenigstens zweimal pro Woche Marihuana konsumiert hatten.

Später berichteten die Autoren über 12 Fallgeschichten erwachsener psychiatrischer Patienten im Alter von 20 bis 41 Jahren, die Marihuana oder Haschisch drei- bis zehnmal pro Woche oder mehr über einen Zeitraum zwischen 6 Monaten und 6 Jahren eingenommen hatten. Das klinische Bild geht mit folgenden Symptomen einher: Schlechtes soziales Urteilsvermögen, schlechte Aufmerksamkeitsspanne, schlechte Konzentration, Verwirrtheit, Angst, Depression, Apathie, Passivität, Gleichgültigkeit sowie verlangsamte und undeutliche Sprache[12]. Verschiedene kognitive Symptome setzten mit dem Cannabis-Konsum ein und verschwanden innerhalb von 3 bis 4 Monaten nach Beendigung des Konsums. Bei den kognitiven Symptomen handelte es sich um emotionale Lethargie, Beeinträchtigungen des Kurzzeitgedächtnisses, der mangelnden Fähigkeit, im Gespräch Gedanken zu Ende zu denken, deutliches Desinteresse an allem und ausgeprägte Ziellosigkeit. Der Verlauf und die Rückbildung der Symptome schien mit Häufigkeit und Dauer des Cannabis-Rauchens zusammenzuhängen. Probanden mit weniger intensivem Konsum zeigten eine komplette Rückbildung der Symptome innerhalb von 6 Monaten. Probanden mit intensiverem Konsum besserten sich dagegen erst nach 6 bis 9 Monaten, während Probanden mit chronischem, intensivem Konsum noch 9 Monate nach Unterbrechung des Drogenkonsums Symptome aufwiesen. Darüber hinaus waren die

Symptome bei Haschisch-Rauchern ausgeprägter als bei Marihuana-Rauchern.

Etwas mehr als die Hälfte der Probanden in der Studie von Tennant und Groesbeck[13] waren gelegentliche Konsumenten, die zwischen 0 und 12 g Haschisch pro Monat konsumierten. Diese Gruppe klagte lediglich über Schwierigkeiten beim Atmen. Die Gruppen mit erheblicherem Gebrauch (n = 110), die zwischen 50 und 600 g pro Monat konsumierte, wurde als „chronisch intoxikiert", „generell apathisch" und mit „Erinnerungs-, Urteils- und Konzentrationsstörungen" beschrieben. 9 Patienten dieser Gruppe wurden nach längerer Abstinenz nachuntersucht, womit es sich bemerkenswerterweise bis heute um eine der wenigen prospektiven Studien handelt. 6 der 9 Patienten berichteten über eine nach Beendigung des Konsums eingetretene Besserung von Erinnerungsvermögens, Aufmerksamkeit und Konzentration, während die anderen 3 Patienten über Denk- und Merkfähigkeitsstörungen noch viele Monate nach Unterbrechung des Drogenkonsums klagten.

Die Autoren beider Studien betonten, daß die von ihnen bei langzeitigen, schweren Cannabis-Konsumenten beobachteten Symptome denen von Patienten mit organischen Hirnschäden ähnelten. Kolansky und Moore[12] stellten weiter die Hypothese auf, daß sich die Anwendung von Cannabis nachteilig auf die Hirnfunktionen auswirkt. Dabei scheine es sich in den eher milden Fällen, d. h. wenn Cannabis nur über eine kurze Zeitperiode konsumiert worden sei, um eine vorübergehende toxische Reaktion zu handeln. Dagegen müsse man die Möglichkeit struktureller Veränderungen im cerebralen Cortex erwägen bei Individuen, die eine stereotyp anmutende Symptomatologie nach längerem und intensivem Cannabis-Konsum zeigten. Diese beiden klinischen Berichte zusammen mit einem Bericht über cerebrale Atrophien bei jungen Cannabis-Konsumenten, der ungefähr zur selben Zeit erschienen war[14], führten zu einer heftigen wissenschaftlichen Kontroverse. Kritik geübt wurde vor allem an den experimentellen Designs der Studien. Außerdem wurden Einwände erhoben gegen die Schlußfolgerungen. Kritisiert wurde darüber hinaus der Mangel an objektiven Messungen der Funktionsbeeinträchtigungen und der Bias in der Patientenrekrutierung, da es sich um psychiatrische Patienten handelte.

In einer weiteren Studie wurden sogenannte „schwere Cannabis-Raucher" (N = 46/Konsumfrequenz 3 x oder mehr pro Woche) mit „leichten Cannabis-Rauchern" (N = 44/Konsumfrequenz 1 x pro Monat bis 2 x pro Woche) im Hinblick auf verschiedene psycho-pathologische und Persönlichkeitsvariablen miteinander verglichen[15]. Schwere Cannabis-Raucher erzielten hier auf verschiedenen psychometrischen Skalen höhere Werte für Depression und hirnorganische Symptome als leichte Cannabis-Raucher. Darüber hinaus unterschieden sich schwere Cannabis-Raucher von leichten Cannabis-Rauchern in folgenden, jeweils höher ausgeprägten Werten: Energieverlust; Schwierigkeiten, Gedanken auszudrücken; unscharfes Erinnerungsvermögen; leichte Ermüdbarkeit.

In einem weiteren Auswertungsschritt wurde aus Gesamtgruppe der 90 Raucher eine Gruppe mit einem sog. Amotivationalen Syndrom (N = 51) gebildet, wobei es sich um Probanden handelte, die über eine Abnahme ihres Ehrgeizes, Motivation, Produktivität oder Konzentrationsfähigkeit berichtet hatten. Ihnen wurden die verbleibenden 39 Probanden gegenübergestellt, die Einbußen dieser Art nicht bemerkt hatten. Die amotivationale Gruppe erzielte höhere Werte für Angst, Depression und sog. hirnorganische Symptome. Darüber hinaus berichtete die amotivationale Gruppe über Energieverlust, Denkverlangsamung, Entscheidungsschwierigkeiten, Erinnerungs-störungen und ein vermehrtes Redebedürfnis. Weitere Symptome in dieser Gruppe waren Verschwommensehen, verwaschene Sprache, Schwindel und verminderter Appetit.

Die Ergebnisse dieser Studie erlaubten allerdings nicht die Schlußfolgerung, daß der Marihuana-Konsum für die psychischen Symptome und Persönlichkeitsauffälligkeiten verantwortlich war, da die Probanden bedauerlicherweise instruiert worden waren, die Antworten der einzelnen Fragen auf ihre gesamte bisherige Lebensspanne und nicht nur auf die Zeit seit Beginn des Cannabis-Konsums zu beziehen.

Obgleich klinische Berichte über kognitive Funktionsstörungen nach Cannabis-Konsum seit Mitte der 70er Jahre weniger wurden, bedeutet dies weniger Abnahme der Inzidenz cannabisinduzierter Funktionsstörungen, sondern vielmehr, daß solche Beobachtungen nicht mehr neu und bemerkenswert waren. Fehr und Kalant[4] wiesen auf einen deutlichen Rückgang in der Anzahl der Publikationen über Cannabis von 1971 bis 1994 hin und führte diese Beobachtung auf politische Trends und fehlendes Geld für Studien zurück. Vieles spricht dafür, daß chronische Cannabis-Konsumenten weiterhin Hilfe aufsuchen (oder es tun würden), wenn sie genau wüßten, daß sie welche erhalten würden. Zahlreiche dieser Probanden berichten zunächst über eine Abhängigkeit von der Droge. Anlaß für ihren Abstinenzwunsch ist, daß sie kognitive Funktionsbeeinträchtigungen verspüren oder Schwierigkeiten mit Konzentration und Merkfähigkeit subjektiv wahrnehmen.

Musty und Kaback[16] untersuchten dann 20 Jahre später bei 39 Probanden, die über einen Marihuana-Konsum von wenigstens einigen Tagen während des letzten Jahres berichtet hatten, die Beziehung von Motivationslage und depressiver Verstimmung. Da zu den Symptomen einer Depression typischerweise Motivationseinbußen gehören, war es wichtig, depressive Symptome bei Marihuana-Konsumenten in Beziehung zur

Motivation zu untersuchen. Sie unterschieden in ihrer Untersuchung chronisch schwere Cannabis-Konsumenten (im Mittel täglicher Gebrauch seit 6 Jahren) mit und ohne signifikante Symptome einer Depression von leichten Konsumenten (im Mittel Gebrauch einige Male pro Monat seit 4,5 Jahren) mit und ohne signifikante Symptome einer Depression gegenüber. Das Ergebnis, daß sowohl leichte wie schwere Marihuana-Konsumenten mit Symptomen einer Depression signifikant niedrigere Werte auf Motivationsskalen erzielten als Konsumenten ohne depressive Symptome ließ die Autoren annehmen, daß eine Depression eine notwendige Bedingung für amotivationales Verhalten und Gefühle war. Weiter vermuteten die beiden Autoren, daß schwerer Marihuana-Konsum den Betroffenen zwar erlaubt, den Umgang mit depressiven Gefühlen zu vermeiden, andererseits aber Motivationseinbußen verschlimmert, die während einer Depression auftreten können.

Solowij[17] versuchte mit Hilfe von Selbstbeurteilungsskalen zu bestimmen, in welchem Umfang sich Cannabis-Konsumenten ihrer im allgemeinen auf den chronischen Konsum zurückgeführten kognitiven Defiziten bewußt sind. In der Tabelle 2 sind die verschiedenen Beeinträchtigungen als Langzeitfolge des Cannabis-Konsums (%) bei Konsumenten und Ex-Konsumenten dargestellt. Zusätzlich ist in der 3. Spalte der Tabelle 2 dargestellt, in welchem Umfang (%) Ex-Konsumenten über eine Besserung ihrer Defizite berichteten.

Der größte Anteil der Konsumenten klagte über Beeinträchtigungen der Erinnerungsfähigkeit als eine Langzeitfolge des Cannabis-Konsums. Bemerkenswerterweise erlebten Ex-Konsumenten verschiedene Langzeitfolgen (Beeinträchtigung der Erinnerungsfähigkeit, des allgemeinen Energieniveaus, der Fähigkeit zu klarem Denken und zu Konzentration auf komplexe Aufgaben und der Fähigkeit, Lebensschwierigkeiten zu bewältigen und zu lösen u.a.) unter der kritischen Distanz nach Beendigung des Konsums als deutlich ausgeprägter. Andererseits war nicht überraschend, daß solche Probanden, die sich für eine Beendigung des Konsums entschieden hatten, wahrscheinlich auch diejenigen waren, die größere Probleme mit ihrem Konsum hatten. Die Tabelle 2 zeigt darüber hinaus, daß die Mehrheit derjenigen, die negative Langzeitfolgen des Cannabis-Konsums berichteten, ebenso Besserung nach Absetzen schilderten. Interessanterweise war der Bereich, der sich am wenigsten zu bessern schien, der mit Interesse und Begeisterung für das Leben beschrieben wurde, womit möglicherweise Schwierigkeiten bezüglich der generellen Motivation berührt werden. Weiter war bezüglich dieser Daten von Interesse, daß, während die meisten auf jedem Item über eine Besserung berichteten, nichts desto weniger einige Probanden dies nicht taten. Beispielsweise erlebten 30% von denjenigen, die Störungen der Erinnerungsfunktion erfahren hatten, daß diese sich nach Absetzen des Cannabis nicht gebessert hatten. Ähnliche Ergebnisse ergaben sich für das Konzentrationsvermögen, das Energieniveau und die Beziehung zu Vorgesetzten.

Tabelle 2: Beeinträchtigungen als Langzeitfolge des Cannabiskonsums bei Konsumenten und Exkonsumenten (%) (nach Solowij N, Cannabis and Cognitiv Functioning 1998)

Beeinträchtigung	Konsumenten		
	derzeitige	Ex-K.	Gebesserte
Erinnerungsfähigkeit	52	77	70
Physische Gesundheit	50	53	94
Allgemeines Energieniveau	36	70	76
Fähigkeit zu klarem Denken	29	80	79
Fähigkeit zu Konzentration auf komplexe Aufgaben	26	80	75
Leistungsfähigkeit	24	70	95
Fähigkeit, Lebensschwierigkeiten zu bewältigen und zu lösen	21	60	89
Kommunikationsfähigkeit	14	57	88
Beziehungen zu Arbeitgebern / Vorgesetzten	14	43	69
Allgemeines Vertrauen	14	60	83
Allgemeine Koordination	12	40	92
Interesse und Begeisterung für das Leben	5	43	54

4. Schlußbetrachtungen

Die gesundheitlichen (insbesondere die psychischen) Folgeerscheinungen langzeitigen Cannabis-Konsums sind bislang sehr viel weniger untersucht als die kurzfristigen Cannabis-Wirkungen[18]. Es ist jedoch evident, daß die gesundheitlichen Folgen des täglichen oder annähernd täglichen Konsums von Cannabis über Jahre (insbesondere auf seelischem Gebiet) auf der einen Seite nicht so gutartig sind, wie die Befürworter einer Legalisierung oft herausstellen, andererseits nicht so schädlich, wie einige Parteigänger einer Prohibition unterstreichen[19]. Unter den Folgen chronischen Cannabis-Konsums wurde schon immer eine Symptomkonstellation bei täglichen Konsumenten herausgestellt, die unter dem Begriff „Amotivationales Syndrom" in die Literatur Eingang fand. Es wurde und wird aber kontrovers diskutiert, inwieweit diese klinischen Bilder mit den Symptomen Apathie, Konzentrationsschwierigkeiten, Interessenschwund und Erinnerungsstörungen unmittelbar durch den Cannabis-Konsum bedingt sind.

Kritiker räumen zwar ein, daß schwerer Cannabis-Konsum die Motivationslage verändern kann, sehen aber zur Zeit keine Notwendigkeit, ausdrücklich ein „Amotivationales Syndrom" herauf zu beschwören, um damit eine eingeschränkte Interessenlage, einen Motivationsverlust und eine reduzierte Leistungsfähigkeit zu erklären, da diese Defizite schlicht und einfach die Folgen einer chronischen Cannabis-Intoxikation darstellten[20]. Wenn allerdings gezeigt werden könnte, daß Cannabis über die Abstinenz hinaus überdauernde Wirkungen hervorruft, wäre dies schon relevanter. Insgesamt seien jedoch die Zeichen und Symptome des amotivationalen Syndroms im wesentlichen die, welche man im Grunde bei jeder chronischen Intoxikation mit sedierenden Substanzen finde, so daß angesichts dessen nicht von einem spezifischen Syndrom die Rede sein könne[21].

Studien zeigten darüber hinaus, daß die klinische Konstellation eines amotivationalen Syndroms selten sei. Darüber hinaus ist es aus Sicht dieser Forscher schwierig, angesichts des immer gleichzeitig wirksamem Einflusses von Persönlichkeit und konsumierter Substanz festzustellen, ob Motivationsdefizite eine Folge des Cannabis-Konsums per se darstellen[18]. Diese Auffassung wird im übrigen durch sehr frühe Untersuchungen gestützt, in denen zwar verschiedene psychopathologische Auffälligkeiten unter amerikanischen Cannabis-Konsumenten gefunden wurden, diese jedoch dazu tendierten, dem Beginn des Drogenkonsums vorauszugehen. Im übrigen zeigten nichtkonsumierende Bekannte und Freunde der Cannabis-Konsumenten vergleichbar hohe Raten für seelische Störungen[22,23].

Bis vor kurzem ging man deshalb im allgemeinen davon aus, daß keine ausreichenden Belege dafür vorliegen, daß Cannabis irgendwelche längerfristigen kognitiven und andere Defizite hervorruft[24]. Dies ist wahrscheinlich richtig, wenn man nach Beeinträchtigungen kognitiver Funktionen sucht, die aber in dere Regel auch nach längerem Konsum nicht eintreten.

Aufgrund neuerer Ergebnisse existieren aber ausreichende Belege, daß langzeitiger Gebrauch von Cannabis zwar nicht zu gewichtigen, dafür aber feineren und selektiven Beeinträchtigungen kognitiver Funktionen führt[20,25,26]. Als sicher gilt auch der Befund, daß kognitive Funktionsstörungen mit zunehmender Dauer des Cannabis-Konsums fortschreiten und bei Ex-Cannabis-Konsumenten immer noch vorhanden waren, was eine überdauernde Veränderung von Hirnfunktionen, die sich nur schlecht erholen, nahelegt[17]. Darüber hinaus zeigte sich, daß auch Veränderungen im Hirnstrombild ähnlich wie die neuropsychologischen Beeinträchtigungen mit der Dauer des Cannabis-Konsums zunahmen[27]. Diese EEG-Veränderungen spiegeln möglicherweise organische Veränderungen nach kumulativer Cannabis-Exposition wieder[28]. Wenn solche Auswirkungen auf das EEG und die neurophysiologischen Funktionen eng korreliert sind mit der Anzahl von Jahren, in denen Cannabis konsumiert wurde, impliziert dies im Grunde genommen fortschreitende Störungen, die wiederum längerfristige Veränderungen in der Hirnfunktion widerspiegeln.

Wenn demnach kognitive Funktionen in dieser Weise durch Cannabis beeinträchtigt werden können, erscheint nur schwer vorstellbar, warum Motivationsgefüge und Willensbildung durch Canabinoide nicht ebenfalls gestört werden sollten, zumal kognitive und motivationale Prozesse nicht als voneinander unabhängige Bereiche betrachtet werden können. Es kann auch nicht übersehen werde, daß die unter dem Begriff „Amotivationales Syndrom" zusammengefaßten Symptome insgesamt klinisch unbestritten sind und in allen Bereichen und auch über die Kulturen hinweg eine besonders eindrucksvolle Konsistenz aufweisen. Beispielsweise passen die klinischen Beschreibungen chronischer Cannabis-Konsumenten gut zu denen von Nordamrika[29].

Auch jüngste Ergebnisse sprechen aber dafür, daß chronischer Cannabis-Konsum nicht nur kognitive Störungen, sondern auch Beeinträchtigungen der Motivationslage hervorrufen kann[17]. Bedauerlicherweise liegen kaum prospektive oder Follow-up-Untersuchungen vor, welche die Motivationslage nach langjährigem Cannabis-Konsum bzw. nach Cannabis-Abstinenz geprüft haben. Gleichwohl weisen die Daten von Solowij[17] und anderer Autoren in die Richtung, daß durch Cannabis ebenfalls motivationale Einschränkungen entstehen können, auch längerfristig, da ein Drittel der Patienten von Solowij keine spürbare Besserung ihrer Einbußen erlebte.

Bis auf weiteres muß derzeit aber offen bleiben, ob amotivationale Symptome Ausdruck überdauernder Hirnfunktionsstörungen als Folge hirnstruktureller Schädigungen sind oder es sich doch eher um Zeichen chronischer Cannabis-Intoxikation oder einer bestimmten Persönlichkeitsdisposition handelt. Erst wenn die wenigen zur Verfügung stehenden Daten in weiteren Studien (insbesondere prospektiven Untersuchungen) repliziert werden, wird sich die Hypothese, daß Cannabis akute wie den Konsum überdauernde Auswirkungen auf das Motivationsgefüge hat, bestätigen lassen.

Unabhängig davon kann angesichts des nicht mehr bestreitbaren Befundes von cannabisinduzierten kognitiven Beeinträchtigungen folgendes festgestellt werden: Das Probieren und der mäßige Gebrauch führt bei den meisten Menschen wahrscheinlich nicht zu irgendwelchen Problemen, fortgesetzter oder exzessiver Konsum kann aber für den Betroffenen mit nachhaltigen, somatischen, kognitiven und psychischen Folgen einhergehen[17]. Ausgehend von den bislang zur Verfügung stehenden Forschungsergebnissen läßt sich der Cannabis-Konsument dahingehend aufklären, daß der Konsum dieser Substanz - mehr als zweimal pro Woche für eine nur kurze Periode oder über 5 Jahre oder mehr bei einer Frequenz von einmal pro Monat - bei den meisten zu einem eingeschränkten Hirnleistungsvermögen führen dürfte und u. U. auch überdauernde psychische Beeinträchtigungen bedingt. Dies impliziert natürlich nicht, daß ein Konsum unter diesen Richtmarken als sicher betrachtet werden kann[17].

Literatur:

1. Rommelspacher, H.:Cannabis. In: Gastpar, M., Mann, K., Rommelspacher, H.: Lehrbuch der Suchterkrankungen. Thieme, Stuttgart, New York 1999, 217-220.
2. Simon, R., Tauscher, M. Gesler, A.: Suchtbericht Deutschland 1997. Schneider-Verl. Hohengehren, Baltmannsweiler 1997.
3. Kröger, C, Künzel, J. Bühruinger, G.: Repräsentative Befragung von Mitgliedern der Techno-Szene in Bayern. Drogenkonsum, Risikobewußtsein und Freizeitverhalten.: Prävention des Ecstasy-Konsums. Bundeszentrale für gesundheitliche Aufklärung 5, 1998, 85-94.
4. Fehr, K. O., Kalant, H.: Long-term effects of cannabis on cerebral functions: a review of the clinical and experimental literature. In: Fehr, K. O., Kalant, H.: Cannabis and Health Hazards, Toronto: Addiction Research Foundation, 1983, 501-576.
5. Smith, D. E.: Acute and chronic toxicity of marijuana. Journal of Psychedelic Drugs 2, 1968, 37-47.
6. Huber, G.: Psychiatrie, 6. Aufl., Schattauer; New York 1998, 512-515.
7. Peters, U. H. Wörterbuch der Psychiatrie und medizinischen Psychologie. 4. Aufl., Urban & Schwarzenberg, München; Wien, Baltimore 1990, 26.
8. American Psychiatric Association: Diagnostic and Statistical Manual of Mental Disorders. 4th ed. APA, Washington DC 1994.
9. Rasch, W.: Forensische Psychiatrie. 2. Aufl. Kohlhammer, Stuttgart; Berlin; Köln 1999, 233.
10. Nahas, G. G. (ed.): Marihuana in Science and Medicine. Raven Press, New York 1984.
11. Kolansky, H.; Moore, W.T.: Effects of Marihuana on adolescents and young adults. Journal of the American Medical Assoziation 216, 1971, 486-492.
12. Kolansky, H.; Moore, W.T.: Toxic effects of chronic marihuana use. Journal of the American Medical Assoziation 222, 1972, 35-41.
13. Tennant, F. S.; Groesbeck, C. J.: Psychiatric effects of the hashish: Archives of General Psychiatry 27, 1972, 133-135.
14. Campbell, A. M. G., Evans, M., Thomson, J. L. G., Williams, M. J.: Cerebral atrophy in young cannabis smokers. Lancet 2, 1971, 1219-1224.
15. Kupfer, D. J.; Detre, T.; Koral, K.; Fajans, P.: A comment on the „Amotivational Syndrome" in Marijuana smokers. American Journal of Psychiatry 139, 1973, 1319-1322.
16. Musty, R. E.; Kaback, L.: Relationships between motivation and depression in chronic marihuana users. Life Sciences 56, 1995, 2151-2158.
17. Solowij, N.: Cannabis and cognitive functioning. Cambridge University Press, Cambridge 1998.
18. Nicholi, A. M.: The nontherapeutic use of psychoactive drugs. The New England Journal of Medicine 308, 1983, 925-933.
19. Hall, W., Solowij, N.: Long-term cannabis use and mental health. British Journal of Psychiatry 171, 1997, 187-188.
20. Hall, W., Solowij, N., Lemon, J.: The Health and Psychological Consequences of Cannabis Use. National Drug Strategy Monograph Series 25. Australian Government Publishing Service, Canberra 1994.
21. Thomas, H.: Psychiatric symptoms in cannabis users. British Journal of Psychiatry 163, 1993, 141-149.
22. Halikas, J., Goodwin, D., Guze, S.: Maijuana use and psychiatic illness. Archives of General Psychiatry 27, 1972, 162-165.

23.Weller, R. A., Halikas, J. A.: Marijuana use and psychiatrric illness: a follow-up study. American Journal of Psychiatry 142, 1985, 848-850.
24.Wert, R. C., Raulin, M. L.: The chronic cerebral effects of cannabis use. II. Psychological findings and conclusions. International Journal of the Addctions 12, 1986, 629-642.
25.Pope, H. G., Gruber, A. J., Yurgelun-Todd, D.: The residual neuropsychological effects of cannabis: the current status of research. Drug and Alcohol Dependence 38, 1995, 25-34.
26.Block, R I.: Does heavy marijuana use impair human cognition and brain function? Journal of the American Medical Association 275, 1996, 560-561.
27.Leavitt, J., Webb, P., Norris, G., Struve, F. et al.: Performance of chronic daily marijuana users on neuropsychological tests. In: Harrais, L.: Problems of Drug Dependence. U.S. Government Printing Offce, Washington DC 1993, 179.
28.Struve, F., Straumanis, J. J.. Patrick, G.: Persistent topographic quantitative EEG sequelae of chronic marihuana use: a replication study and initial discriminant function analysis. Clinical Electroencephalgraphy 25, 1994, 63-75.
29.Chorpa, G. S. u. Jandu, B. S.: Psychoclinical effects of long-term marijuana use in 275 Indian chronic users: a comparativ assessment of effects in Indian and USA users. Annals of of the New York Academy of Science, 282. (Dornbusch, R L., Freedman, A. M. u. Fink, M. (Eds.) Chronic Cannabis Use), 95-108.

Frank Löhrer

Prognose und Verlauf endogener Psychosen unter Cannabis

1. Epidemiologie

Das komorbide Phänomen (Psychose und Sucht) nimmt zu. Noch Bleuler konnte in seinem Lehrbuch vom Jahre 1911 der Komorbidität, der Sucht beim Schizophrenen, mit einem Halbsatz gerecht werden [1]. Wir müssen dem Gegenstand ein eigenes Kapitel widmen. Auch angesichts der im 20. Jahrhundert beständig wachsenden Logorrhoe weist dieses Faktum auf die Zunahme des Problems hin. Inzwischen konsumiert ein signifikanter Anteil der Schizophrenen Suchtmittel. Dies gilt für Europa wie für Nordamerika gleichermaßen [2].

In den sechziger Jahren konnte man Alkohol als „die Volksdroge" ansehen. Cannabiskonsum spielte nur eine untergeordnete Rolle. Zudem war der Konsum von Haschisch ein Signal, das als soziale Demarkation verstanden wurde. Der Kiffer grenzte sich bewußt von einer als zu eng und zu bürgerlich erlebten Welt ab. Drogenkonsum spielte ergo eine Rolle im Rahmen der Adoleszenz, war üblich im studentischen Milieu. Auch aus diesem soziologischen Kontext heraus haben sich die Konsumgewohnheiten verändert. Von unseren eigenen Patienten hatten bereits 30% vor dem 12. Lebensjahr Konsumkontakt mit Haschisch [3]. Cannabis gehört nicht mehr nur zur Erwachsenenkultur sondern spielt schon in der Grundschule eine

---

[1] Bleuler E (1972) Lehrbuch der Psychiatrie, 12. Auflage, Springer Heidelberg 427f.
[2] z.B. Mueser KT Yarnold PR Bellack AS (1992) Diagnostic and demographic correlates of substance abuse in schizophrenia and major affective disorder. Acta Psychiatrica Scandinavia 85. 48-55
[3] Löhrer F (1999) Sucht und Psychose. AFV Ariadne-Fach-Verlag Aachen pp. 118-135

Rolle. In den Ballungszentren stehen Haschischdealer vor den Schulhöfen der Primarschulen. Cannabiskonsum gerät zu einer gesellschaftlichen Normalität. Ein Zugang zu der Droge gelingt in der Pubertät leicht, was nicht zwingend mit einem Konsum einhergeht. Seine soziale Demarkationsfunktion hat Haschisch eingebüßt. Angesichts der umgeschlagenen Quantitäten sind die von offizieller Seite verlauteten Konsumentenzahlen verniedlichend. Wir müssen in der Bundesrepublik nach meiner Einschätzung von derzeit mindesten zwei bis vier Millionen regelmäßigen Cannabiskonsumenten ausgehen.

Die wachsende „Normalität" des Cannabiskonsumes spart die Gruppe der schizophren Erkrankten nicht aus. Daher ist von einer wachsenden Zahl von Cannabiskonsumenten unter der schizophrenen Population auszugehen. Die Bundesrepublik vollzieht hier einen Prozeß nach, der in den Vereinigten Staaten seit dem Ende der 80iger Jahre zu beschreiben war [4].

Der Naturwissenschaftler ist es gewohnt, nach möglichst genauen Zahlen zu suchen. Doch gerade bei der Ermittlung von verläßlichen epidemiologischen Daten zeigt die Suchtheilkunde methodische Schwächen. Die Suchtkranken selber nehmen ihre Erkrankung später wahr als ihr soziales Nahfeld. Zwischen der Zahl derer, die sich selbst als abhängig erleben, und der Zahl derer, die von ihrer Umgebung als abhängig definiert werden,

---

[4] Mueser KT Yarnold PR Bellack AS (1992) Diagnostic and Demographic Correlates of Substance Abuse in Schizophrenia and Major Affective Disorder. Acta Psych Scandinavica 85. 48-55
  Barbee JG Clark PD Crapanzano MS Heintz GC Kehoe CE (1989) Alocohol and substance abuse among schizophrenic patients presenting to an emergency psychiatric service, J of Nervous and Mental Disease 177. 400-407
  Mueser KT Yarnold PR Levinson DF et al (1990) Prevalence of substance abuse in schizophrenia: Demographic and clinical Correlates. Schirophrenia Bulletin 16. 31-56

klafft eine erhebliche Differenz. Dies gilt für alle Suchtmittel. Bei Drogen werden Explorationen durch die Furcht vor Strafverfolgung zusätzlich verfälscht. Suchterkrankungen gehen oft mit einem Mangel an Selbstbewußtsein einher. Daher ist bei Suchtkranken der Hang besonders ausgeprägt, sozial erwünscht zu antworten. Das führt zu einem weiteren systematischen Fehler.

Drogen bilden im Gegensatz zum Alkohol einen rasch fluktuierenden Markt. Er unterliegt der Mode. Die Vertriebs-, Handels- und Umsatzwege und umgesetzten Mittel unterscheiden sich zwischen Bremen und Stuttgart, zwischen Aachen und Flensburg. Lokale Spezialität, oft bedingt durch die Nähe zu Grenzen mit einem eigenen produzierenden oder Drogen umschlagenden „Hinterland", sind zu berücksichtigen und können sich durch medizinisch unkalkulierbare Ereignisse schlagartig verändern. Der Wegfall des „eisernen Vorhangs" hat so ganz neue Absatzstrukturen und Drogen in Deutschland bedingt: z.B. die Überschwemmung des fränkischen Marktes mit tschechischem „Speed". Epidemiologische Studien, die große regionale oder zeitliche Erfassungsräume einschließen, werden zwangsläufig ungenau. Große Stichproben können nur in urbanen Ballungszentren gewonnen werden. Aber damit spart man die Zahl der in ländlichen Gebieten wohnenden Probanden aus. Schlußendlich: Epidemiologie ist im Zusammenhang mit Suchterkrankungen immer unscharf. Dies gilt natürlich auch für die Epidemiologie des Cannabiskonsumes im Zusammenhang mit der Schizophrenie.

Über die Motivation des Abusus beim Schizophrenen ist Spekulation erlaubt. Offenbar spielen die Konsumgewohnheiten der peer-group für die Auswahl von Substanz und Einnahmezeitpunkt eine zentrale Rolle [5]. Sogesehen scheinen schizophrene Abhängige ganz normale Abhängige zu sein. Dies mag erklären, warum die präferierten Drogen (wie z.b. Cocain in den USA und Stimulantien in der BRD) unter den Schizophrenen verschiedener Kulturen differieren. Kulturübergreifend deuten epidemiologischen Arbeiten jedoch auf einen Hang zur Alkohol- und/oder Cannabiseinnahme bei Schizophrenen hin [6].

Auch die im eigenen Haus erhobenen Daten sprechen für einen Hang der schizophrenen Klientel zum Cannabis. So haben wir in den drei der klinischen Aufnahme hier vorangehenden Jahren mehr und heftigeren Haschischkonsum bei den schizophrenen Patienten als bei den nur politoxikoamenen nachweisen können [7]. Dieser Befund ist durch zwei Theorien erklärbar: a) Cannabis wird von Schizophrenen besonders gerne und heftig konsumiert. b) Es handelt sich um ein Phänomen, das durch die klinische Selektion der untersuchten Stichprobe, die sich durch besonders schwere soziale Störungen auszeichnet, erklärt werden kann. Für die erste Annahme spricht, daß auch unter Patienten der Akutpsychiatrie in der schizophrenen Klientel ein signifikant höherer Anteil von Cannabiskonsumenten nachzuweisen war als in Referenzpolulationen [8].

---

[5] Kaiser R. (1999): Psychose und Sucht. Veränderungen im Konsummuster beim Auftreten psychischer Störung. AFV, Ariadne-Fach-Verlag Aachen
[6] Dixon L Haas G Weiden PJ Sweeney J Frances AJ (1991) Drug abuse in schizophrenic patients: clinical correlates and reasons for use. Am J Psychiatry 148. 224-230
[7] Kaiser R (1999) dorselbst S. 78 ff
[8] Schneider FR Siris SG (1987) A review of psychoactive substance use and abuse in schizophrenia. Patterns of drug choice. J Newrv Ment Dis 175. 641-652

2. Cannabiskonsum und das Risiko der Entwicklung einer Schizophrenie

Die Schizophrenie ist ein Syndrom, kein Morbus. Das heißt, daß wir unter dem Terminus der Schizophrenie eine Gruppe von Erkrankung ähnlicher Symptomatologie subsumieren, die wir derzeit weder klinisch noch durch technische Verfahren demarkieren können. Auch prognostisch erweist sich die schizophrene Gruppe als inert. Es sind sowohl residuenfreie Vollremissionen wie desolate Entwicklungen mit Chronifizierung und Verflachung bekannt [9]. Letztere haben zum klassischen Namen der Schizophrenie, der „dementia praecox" Anlaß gegeben.

Wir wollen jetzt die Frage untersuchen, welche Einflüsse ein fortgesetzter Cannabiskonsum auf eine normale Durchschnittspopulation hat. Aus Schweden liegt uns hierzu eine methodisch saubere und an großen Stichproben erhobene Untersuchung über die Langzeitprävalenz der Schizophrenie unter Cannabiskonsumenten vor. Danach haben Cannabiskonsumenten ein sechsfach höheres Risiko, eine Schizophrenierkrankung zu entwickeln, als Nichtkonsumenten [10]. Die Prävalenzrate liegt also bei ca. 9 pro 100 Personen, also bei ca. 9%, im Gegensatz zu 1-2% bei einer Normpopulation.

Daraus zu schlußfolgern, daß Cannabis eine Schizophrenie verursachen könne, ist nicht erlaubt. Eher ist die Argumentation schlüssig, daß entsprechend vulnerable Patienten unter Cannabiskonsum exacerbieren, und zwar auch solche, die ohne

---

[9] Lipton AA Cancro R (1995) Schizophrenia, clinical features in Kaplan HI Sadock BJ (1995) Comprehensive textbook of psychiatry Vol 1 sixth edition, Williams & Wilkins, Baltimore u. andernorts pp.986ff.
[10] Andreasson S Allebeck P Engström A Rydberg U (1987) Cannabis and schizophrenia. A longitudinal study of swedish conscrips. Lancet 2(8574) 1283-1286

Konsum nie exacerbiert wären [11]. Für diese Annahme spricht u.a. die Beobachtung von McGurie et al., daß das Schizophrenierisiko (ohne Konsum!) bei Angehörigen erster Ordnung von Patienten mit einer „cannabis-induzierten" Psychose signifikant erhöht ist [12]. Auch ist die klinische Prävalenz von Schizophrenie unter Cannabis-Konsumenten höher als in der Normpopulation [13].

Diese Befunde, die kulturübergreifend in mehreren Studien gefunden wurden, sollten angesichts eines üblicher werdenden Cannabiskonsumes sozialmedizinisch aufmerken lassen. Unter der Annahme eines „üblichen" Cannabiskonsumes müssen wir nämlich von deutlich mehr schizophren Erkrankten in der Bevölkerung ausgehen, als unter der Annahme einer cannabisfreien Gesellschaft. In Australien, wo der Cannabiskonsum weit verbreitet ist, hat die epidemiologische Forschung bereits zu Konsequenzen in der Gesundheitsversorgung und Kapazitätsplanung geführt [14].

Diese epidemiologische Beobachtung steht im Einklang mit den psychometrischen und psychophysiologischen Untersuchungen, die Nadia Solowij in ihrer aktuellen Monographie zusammengefaßt hat. Ohne hier auf einzelne Ergebnisse einzugehen, faßt sie zusammen:

---

[11] Gray R Thomas B (1996) Effects of cannabis abuse on people with serious mental health problems. Br J Nurs 5.-230-33
[12] McGurie PK Jones P Marvey I Williams M McGuffin P Murray RM (1995) Morbid risk of schizophrenia of patients with cannabis-associates psychosis. Schizophr Res 15. 277-281
[13] Andreasson S Allebeck P Rydberg U (1989) Schizophrenia in users and nonusers of cannabis. A longitudinal study in Stockholm County. Acta Psychiatr Scand 79. 505-510
[14] Hall W (1995) The public health significance of cannabis use in Australia. Austra J Public Health 19. 235-242

„There is now sufficient clinical and experimental evidence that long-term or heavy use of cannabis leads to subtle impairment of various aspects of attention, memory, and the organization and integration of complex information. ... The evidence suggests that increasing duration of use leads to progressivley greater impairment." [15]

Die Fülle von kognitivien Funktionsschädigungen, die durch Cannabis reversibel und irreversibel, abhängig sowohl von Dosis wie von Dauer des Konsumes zu beschreiben sind, kann sehr wohl als Stressor interpretiert werden, der bei entsprechend disponierten Personen eine psychotische Erkrankung beschleunigt, auslöst, erschwert oder erzeugt.

Cannabiskonsum bahnt aber nicht nur den Ausbruch einer Schizophrenie an, es gibt auch eine Häufung von sozialen Störungen und dissozialen Störungsbildern, insbesondere bei jugendlichem Konsum. Die in den vorangegangenen Beiträgen erörterte Frage der „time of onset" hat sich auch in der psychiatrischen Epidemiologie als relevant herausgestellt. Ein Erstkonsum des Kannabis unter 15 Jahren führt so zu signifikant höherer Rate von jugendlicher Störung des Sozialverhaltens und zu höherem Suizidrisiko sowie zu einem erhöhten Risiko der Entwicklung einer Major-Depression. Auch die Frequenz späterer Politoxikomanien war erhöht [16]. Der Effekt war nicht durch soziodemographische Bedingungen der Stichprobenauswahl erklärbar.

Klinisch unbestritten ist, daß Cannabis die Frequenz psychotischer Exacerbationen in einer Klientel erhöht.

---

[15] Solowij N (1999) Cannabis and cognitive functioning, Cambridge University Press, Cambridge pp.245f
[16] Fergusson DM Lynskey MT Horwood LJ (1996) The short-term consequences of early onset cannabis use. J Abnorm Child Psychol 24. 499-512

Konsumenten berichten von einer hohen Frequenz psychotischer Symptome nach dem Konsum. Insbesondere Veränderungen der Wahrnehmung werden von manchem Konsumenten gewünscht. Sie geben nur selten Anlaß für eine psychiatrische Behandlung. Klinisch bedeutsam werden gelegentliche paranoide Formen der Psychose, die über Tage andauern und unter Neuroleptika nur schwer remittieren. Der Übergang zur Schizophrenie mit einem Residualzustand und einem chronischen Verlauf ist fließend [17].

Nun sollten wir der Frage nachgehen, warum Schizophrene denn Cannabis konsumieren. Von den Protagonisten der „Selbstmedikationshypothese" wird das Argument angeführt, daß der Schizophrene durch den Cannabiskonsum eine subjektive Erleichterung erreicht, die gewünscht und gewollt sei. Für die Annahme dieser Hypothese gibt es kasuistische Belege. Wir wollen der Frage nachgehen, wie statistisch relevant die Selbstmedikationshypothese ist.

Von der Psychiatrie werden Subtypen der Schiziophrenie diskutiert. Die Differenzierung in „positive" und „negative" Symptome spielt dabei eine wichtige Rolle. Im Zusammenhang mit der Selbstmedikationshypothese wird angeführt, daß Cannabiskonsum die unspezifische Erregung und Unruhe dämpfen helfe. Dies geben schizophrene Langzeitkonsumenten häufig als Grund ihrer Einnahme an [18]. Tatsächlich ergibt sich bei allerdings statistisch wenig relevanten Stichproben ein Hinweis darauf, daß unspezifische Negativsymptome durch Cannabiskonsum besonders gut unterdrückbar sind [19]. Dem widersprechen andere Forschungsergebnisse. So fand die

---

[17] Thomas H (1993) Psychiatric symptoms in cannabis users. Br J Psychiatry 163. 141-149

[18] Mueser KT Nishith P Tracy JI (1995) Expectations and motives for substance use in schizophrenia. Schizophrenia Bulletin 21. 367-378

[19] Peralta V Cuesta MJ (1992) Influence of cannabis abuse on schizophreniv psychopathology. Acta Psychiatr Scand 85. 127-130

Arbeitsgruppe um Baigent in ihrer Klientel, daß von allen unter Schizophrenen genutzten Drogen nur Cannabis produktive Symtomatik induziert und nur Amphetamin negative reduziert, ein positiver Effekt des Cannabis auf die Minussymptomatik fand sich in dieser Studie jedoch nicht [20]. Die eigenen klinischen Erfahrungen sprechen für die Ergebnisse der letztgenannten Arbeit.

3. Schziophrenieverlauf beim Cannabiskonsumenten

Wenn schon die Erforschung epidemiologischer Zusammenhänge zwischen Konsum und Schizophrenie methodisch schwierig ist, umso schwieriger ist die Erforschung der Folgen, die der Cannabiskonsum im Verlauf der Schizophrenieerkrankung hat. Hier müssen wir uns insbesondere vor Schlußfolgerungen hüten, die leicht aus der eigenen, klinischen Erfahrung von einzelnen Kasuistiken auf die Grundgesamtheit aller Betroffenen gemacht werden. Sicherlich gibt es Schizophrene, die Cannabis vertragen. Und ebenso sicherlich gibt es solche, die sich unter Cannabiskonsum desaströs entwickeln. Wir wollen uns nachfolgend – und abschließend – mit erwiesenen Zusammenhängen beschäftigen, die zwischen Cannabiskonsum und dem Verlauf einer Schizophrenieerkrankung bestehen.

Die spanische Arbeitsgruppe um Martinez untersuchte junge schizophrene Patienten (18-30 Jahren) bezüglich ihres Cannabis- und Alkoholkonsumes und ihrer Prognose. Bei einer Beobachtungszeit von einem Jahr im ambulanten, öffentlichen Gesundheitssystem, zeigte sich unter den Cannabisusern und den Konsumenten von Alkohol (über 70 gr/Tag) eine deutlich höhere

---

[20] Baigent M Holme G Hafner RJ (1995) Self reports of the interaction between substance abuse and schizophrenia. Aust N Z J Psychiatry 29. 69-74

schizophrene Rückfallrate als unter den abstinenten oder leicht Alkohol konsumierenden [21].

Diese Befunde werden gestützt durch Daten aus der Bundesrepublik. Auch hier fanden sich in der Gruppe der Cannabis-Konsumenten eine signifikant höhere Rehospitalisationsrate, eine schlechtere psychosoziale Integration und tendentiell schwerere und länger andauernde Beeinträchtigung durch psychopathologische Symptome [22].

Die Suizidrate ist unter cannabiskonsumierenden Schizophrenen signifikant höher als in der schizophrenen Population, in dieser wiederum höher als in der Normpopulation [23]. Dies führt bei den schizophrenen Cannabiskonsumenten zu einer höheren Absterberate als bei der nicht konsumierenden Klientel [24].

Mit diesen erneut kulturübergreifenden, methodisch sauberen Studien ergeben sich Hinweise darauf, daß Cannabis die Prognose der Schizophrenieerkrankung nachhaltig negativ beeinflußt.

Im Klartext: Kiffen führt nicht nur zu häufigeren schizophrenen Erkrankungen sondern auch zu schwereren schizophrenen Verläufen. Es steigen die Rate der Rehospitalisationen, die Rate

---

[21] Martinez Arevalo MJ Vara Prieto JR Aguinaga Aguinaga M Calcedo Ordonez A (1995) Cannabis and alcohol as prognostic factors in the short term progess of schizophrenia. Actas Luso Esp Neurol Psiquiatr Cienc Afines 23. 189-192
[22] Caspari D (1999) Cannabis and schizophrenia: results of a follow-up study. Eur Arch Psychiatry Cli Neurosci 249. 45-49
[23] Ross JL Boraine H Bodemer W (1992) Selfmoord by pasiente met skisofrenie. S Afr Med J 81. 365-369
[24] Linszen DH Dingemans PM Lenior ME (1994) Cannabis Abuse and the Course of Recent-Onset Schizophrenic Disorders. Archives of General Psychiatry 51. 273-279

der psychotischen Reexercerbationen und die Rate der Suizidversuche und erfolgreichen Suizide. Es sinkt die soziale Integration und die Fähigkeit, sich in Familien oder Lebensgemeinschaften zu integrieren.

Eine der relevantesten Faktoren für die Prognose der Schizophrenie ist die Induktion eines Coping-Prozesses [25] und das Erreichen einer medikamentösen Komplience . Die im eigenen Haus in Kooperation mit der Universitätsklinik für Psychosomatik und Psychotherapie der Universität Köln durchgeführten Untersuchungen lassen den Rückschluß zu, daß bei Komorbiden Patienten ein Copingprozeß sowohl zur Sucht wie zur Psychose selten gelingt und meist eine auf niedrigem Niveau betriebene Abwehr gegen beide Erkrankungen bestehen bleibt [26]. Bezüglich der Medikamentencompliance gibt es eindeutige Zusammenhänge mit dem Kannabiskonsum: Die medikamentöse Einstellung des kiffenden Schizophrenen gelingt selten, signifikant und um Dimensionen schlechter, als die Einstellung des abstinent lebenden Schizophrenen [27].

Fassen wir abschließend die Ergebnisse zusammen:

Die Zusammenhänge zwischen Cannabiskonsum und Schizophrenie sind vielgestaltig und komplex. Alle epidemiologischen Daten sprechen dafür, daß Cannabis zunehmend von schizophrenen Menschen konsumiert wird.

---

[25] Schaub A (1993) Formen der Auseinandersetzung bei schizophrener Erkrankung, Lang Frankfurt
[26] Weber R (1999) Coping und Abwehr bei Komorbidität Psychose und Sucht. AFV Ariadne-Fach-Verlag Aachen
[27] Owen RR Fischer EP Booth BM Cuffel BJ (1996) Medication noncompliance and substance abuse among patients with schizophrenia. Psychiatric Services 47. 853-858

Cannabiskonsum führt zu einer deutlich erhöhten Erkrankungsrate an Schizophrenie.

Cannabiskonsum bei schizophrener Erkrankung behindert eine Ausheilung, führt zu klinisch und sozial schweren Verläufen, erschwert eine medikamentöse Einstellung, steigert das Suizidrisiko signifikant und führt zu häufigen psychotischen Exacerbationen und Rehospitalisationen.

Plakativ gesagt: Es gibt für einen Schizophrenen mehrere fast sichere Arten, nicht zu gesunden. Eine davon ist, Cannabis zu konsumieren.

Heike Erberich

Neurobiologisch-pharmakologische Grundlagen

1. Einleitung

Cannabis ist als angeblich „weiche Droge" seit Jahren Gegenstand ebenso kontroverser wie engagierter öffentlicher Diskussionen. Die „therapeutische" Potenz der Marihuanapflanze ist seit Jahrtausenden bekannt. In vielfältiger Weise wird die Anwendung von Cannabis für medizinische Zwecke schon in chinesischen, indischen, ägyptischen, afrikanischen und europäischen Quellen beschrieben[1]. Cannabis wurde zur Analgesie in der Traumatologie, der Chirurgie und bei Erkrankungen des rheumatischen Formenkreises sowie peripartal eingesetzt, ferner diente es als Antiseptikum und Appetitanreger.

Nicht nur auf pharmakologischer, biochemischer, immunologischer und molekularer Ebene, sondern auch auf Gebieten der Neuro- und Kognitionswissenschaften sowie in weiten Bereichen der klinischen Medizin wurde über Cannabis und seine Derivate geforscht. In diesem Aufsatz will ich mich mit den pharmakologischen und den neurobiologischen Ergebnissen auseinandersetzen.

2. Pharmakologie

Im Rahmen dieses Beitrages soll die Bezeichnung Cannabis für die Präparate stehen, die aus den pflanzlichen Bestandteilen zu Konsumzwecken hergestellten werden. Der Begriff der Cannabinoide wird als Sammelbegriff verwandt. Er beschreibt einerseits die wirkungsaktiven Komponenten der Mahrihuanapflanzen, die aus Pflanzenextrakt gewonnen werden, andererseits aber auch die synthetisch hergestellten Stoffkomponenten. Desweiteren steht dieser Begriff aber auch für gleichartig wirksame Substanzen, die durch körpereigene Umwandlung oder Produktion entstanden sind. Die Cannabinoide gehören zur Gruppe der Terpene, die aus Isopreneinheiten aufgebaut sind, wie z.B. das $\Delta 9$-Terahydrocannabiniol (THC).

Das THC zeigt unter den bekannten Cannabinoiden die höchste Aktivität innerhalb des Körpers und findet sich in unterschiedlichen Konzentrationen in den einzelnen Pflanzenbestandteilen. Die aus den verschiedenen pflanzlichen Bestandteilen hergestellten Produkte werden entsprechend ihrer Zusammensetzung, wie in Tabelle 1 dargestellt, bezeichnet.

Tabelle 1: Der THC - Wirkstoffgehalt in den unterschiedlichen Pflanzenbestandteilen:

Wirstoffbezeichnung	THC-Gehalt	Bestandteile
Haschisch und Charas	7-14 %	Harz der weibl. Blüten
Ganja und Sinsemilla	4-5 %	Getrocknete Blütenspitzen
Bhang und Marihuana	2-4 %	Getrocknete Blätter, Stengel

3. Pharmakokinetik des Cannabis

Die Pharmakokinetik beschreibt grundsätzlich die Aufnahme (Resorption), Verteilung, Verstoffwechselung (Metabolisierung) und Ausscheidung einer Substanz durch den Organismus. Einen zusammenfassenden Überblick über die Pharmakokinetik der Cannabinoide findet sich in Abbildung 1.

3.1.1 Aufnahme (Resorption)

THC kann dem Körper in verschiedenen Form zugeführt werden. Die übliche Anwendung ist die Inhalation. Dabei werden am häufigsten selbstgedrehte „Joints" verwandt, aber auch Wasserpfeifen oder einfache Vernebelung sind durchaus gebräuchliche Methoden. Bei diesen Anwendungsformen wird der Rauch tief inhaliert und für einige Sekunden in der Lunge gehalten. Dadurch wird eine größt mögliche Resorption des THC über die Lunge gewährleistet. Im Rahmen der inhalativen THC - Anwendung wird der Wirkstoff innerhalb von wenigen Minuten ins Blut aufgenommen[2,3]. Wie viel Prozent letztlich davon in den Körper aufgenommen werden, hängt neben der Zusammensetzung der Zigaretten (s.Tabelle 1) auch von der Rauchertechnik sowie der Erfahrung des Konsumenten ab. So können erfahrene Konsumenten den Cannabisrauch länger in der Lunge halten als unerfahrene. Das inhalierte THC wird in der Lunge schnell und fast vollständig resorbiert. Daher finden sich schon wenige Minuten nach dem ersten Zug hohe Konzentrationswerte im Blut, zu denen nahezu parallel die psychoaktiven Effekte auftreten.

Ein Joint besteht in der Regel aus 0,5 Gramm bis zu maximal 1 Gramm pflanzlichen Materiales. Bei einer THC - Konzentration von etwa 2 bis 5 % entspricht dies maximal einem THC - Gehalt von 50 Milligramm pro Joint. Nur etwa 20 bis 50 % des THC werden letztlich mit dem Rauch eingeatmet[3-5]. Die Bioverfügbarkeit (der THC - Anteil eines Joints, der ins Blut aufgenommen wird) beträgt somit nur noch etwa 14 % (Schwankungen liegen zwischen 1,4 bis 34,5 %)[6].

Häufig werden Joints im Gruppenverband geraucht, wobei die aufgenommene THC - Menge noch geringer ausfällt. Es kann davon ausgegangen werden , das eine Menge von 2-3 mg THC kann schon ein cannabistypisches Rausch-Erlebnis verursachen.

Auch bei oraler Applikation in Form von Tee oder Gebäck wird THC resorbiert[7]. Die Resorptionszeit beträgt jedoch 1 bis 3 Stunden[5]. Interessanterweise ist das Rauscherlebniss nicht ganz so intensiv wie bei Inhalation, aber die Wirkung des THC kann bei oraler Aufnahme bis zu 5 Stunden anhalten.

3.2 Verteilung und Verstoffwechselung (Metabolisierung)

Das vom Organismus aufgenommene THC wird sehr schnell und intensiv verstoffwechselt.

Die Metabolisierung der Cannabinoide beginnt bereits in der Lunge. Die anschließende Verstoffwechselung erfolgt nahezu ausschließlich über Enzyme der Leber[8]. Hier werden die Cannabinoide im Rahmen der hepatischen Metabolisierung hydroxyliert oder oxidiert.

Der früheste (nach ca. 20 Minuten) im Blut nachweisbare Metabolit ist das 9-caboxy-THC (THC-COOH). Dieser Metabolit ist nicht psychoaktiv. Ferner wird THC in der Leber über Hydroxylierung in 11-hydoxy-THC (11-OH-THC) umgewandelt, welches einen weiteren im Blut messbaren Hauptmetaboliten darstellt[9]. Im Gegensatz zu dem rasch entstehenden THC-COOH ist das 11-OH-THC psychoaktiv und dreimal potenter als THC. Das THC und seine hydroxylierte Form sind weitgehend für die gesamten Effekte der Cannabinoide verantwortlich[3,5,10].

Nach dem Erreichen einer deutlichen Konzentrationsspitze im Blut fällt der Plasmaspiegel innerhalb einer Stunde schnell auf ca. 10 % des Ausgangswertes ab[2,5]. Dieser Plasmaspiegelabfall charakterisiert die rasche Verstoffwechselung sowie die zügige Aufnahme und Anreicherung des THC und seiner Metaboliten im Organismus.

Aus umfangreichen Erhebungen geht hervor, dass das vom Körper aufgenommene THC schnell über den Blutkreislauf im Organismus verteilt wird und sich insbesondere aufgrund seiner lipophilen Eigenschaften in fettreiches Gewebe einlagert[11]. Es ist anzunehmen, dass THC wahrscheinlich länger in den fettreichen Körperregionen verbleibt. Durch eine stetige aber langsame

Rückresorption ins Blut, verlängert sich somit die Gesamteliminationszeit (Ausscheidungszeit) des THC und seiner Metaboliten[11,12].

Daher kann der THC - Plasmaspiegel keine direkte Korrelation zur THC-Aufnahme reflektieren. Es ist jedoch möglich, über das Verhältnis zwischen der THC-Konzentration und der Konzentration seines Metaboliten THC-COOH auf die ungefähre Konsumzeit zurück zu schließen. Bei solchen Rückschlüssen sollte jedoch davon ausgegangen werden, daß beide Komponenten vor dem Cannabiskonsum im der Plasma nicht nachweisbar waren. Daher ist ein solches Messverfahren wahrscheinlich nur bei Erstkonsumenten oder Gelegenheitsrauchern aussagekräftig ist.

Aufgrund ihrer lipophilen Eigenschaften können Cannabionide nicht nur in fettreichem Gewebe einlagern, sondern sie sind auch in der Lage sowohl die Blut-Hirn-Schranke als auch die Blut-Plazenta-Schranke zu passieren und dort ihre Wirkungen zu entfalteten[13,14].

3.2.1 Ausscheidung

Insgesamt werden ca. 2/3 der aufgenommenen Cannabinoiddosis über die Fezes und 1/3 der über den Urin jeweils als Metaboliten ausgeschieden. Die im Urin messbaren Metaboliten sind in der Regel das Resultat mehrstufiger Verstoffwechselungsvorgänge. Im Urin ist der bereits oben erwähnte nicht psychoaktive Metabolit, THC-COOH, am schnellsten messbar (nach ca. 30 Minuten). Die durchschnittliche Eliminationshalbwertszeit (Zeit nach der die Hälfte des Stoffes ausgeschieden ist) für THC und seine Metaboliten wird mit 30 Stunden beschrieben. Generell ist die Eliminationshalbwertszeit für THC bei erfahrenen Cannabiskonsumenten kürzer (19-27 Stunden) als bei unerfahrenen Cannabiskonsumenten (30 Stunden bis zu 4

Tage)[15]. Auch die Ausscheidung ist von vielen Parametern beeinflußbar. Somit läßt sich auch von der Urinkonzentration nicht, genau auf den Zeitpunkt der Cannabisaufnahme rückschließen.

Über sogennante Speicheltestung, die überwiegend in der forensischen Medizin und zu Forschungszwecken verwandt wird, kann eine zeitliche Begrenzung der Cannabisaufnahme im Stundenbereich erzielt werden[5].

4. Biochemischer Wirkungsmechanismus der Cannabinoide

Molekularbiologische Betrachtungen der Wirkstoffe können ein Verständnis über die biochemischen Vorgänge auf zellulärer Ebene ermöglichen. Für das Verständnis der Cannabinoideffekte steht neben den pharmakokinetischen Aspekten (s. oben) auch die Wechselwirkung des Wirkstoffes mit seinem Wirkort im Mittelpunkt. Die Cannabinoide besitzen ein sehr breites Wirkungsspektrum, was die Annahme nahe legt, dass THC die Zellfunktionen in vielfältiger Weise beeinflussen kann.

Noch Mitte der 80er Jahre wurden zwei Modellannahmen über den Mechanismus des THC-Zelleffektes konträr diskutiert. Da THC eine lipophile Substanz ist, lag zum einen die Modellvorstellung nahe, daß der Cannabinoideffekt über unspezifische Membranstörungen verursacht wird. Dies würde entweder zur Stimulation oder Inhibition zellulärer Funktionen oder zu einer Veränderung der Zellmembranen führen[16,17].

Die zweite - heute auch empirisch gestützte - Hypothese beruht auf der Annahme einer Informationsvermittlung mittels membranassoziierter Rezeptoren. Dabei wird angenommen, dass es sich um von spezifischen Rezeptoren gesteuerte Vorgänge handelt[38-42].

In einem ersten Schritt gelang es Howlett[18-20], die dosisabhängige Inhibition der Adenylcyclase in THC-behandelten Zellen zu beschreiben. Die anschließenden Untersuchungen führten über Versuche mittels radioaktiv-markierten Liganden zur Aufdeckung und letztendlich zur Identifikation des Rezeptors. Damit war zunächst die Existenz des heute bekannten CB - Rezeptors bewiesen. Zur weiteren Aufklärung der chemischen Struktur des Rezeptors gelang es Matsuda und Mitarbeitern[21], ein membranständiges Protein zu isolieren, das sowohl die Eigenschaft besaß, die intrazelluläre Adenylcyclase zu hemmen als auch Cannabinoide anzubinden. Auf diesen Grundlagen wurde von Howlett und Mitarbeitern[22,23] das chemische Strukturmodell des Cannabinoidrezeptors entwickelt (siehe Abb.2). Dieser Vorstellungen nach setzt sich das Rezeptorprotein aus einem Peptidfaden zusammen, der aus 473 Aminosäuren besteht. Diese Aminosäuresequenz ist in Form einer siebenfach gewundenen α-Helix-Schleife in die Phospholipiddoppelmembran der Zelle eingelagert. Somit reicht der Rezeptor durch die gesamte Zellmembran und stellt mittels seiner beiden Endigungen die Verbindung zwischen dem extrazellulären und intrazellulären Raum her. Die dazwischen liegende "Verankerung" wird als „Transmembranregion" bezeichnet.

Diese Erkenntnisse galten zunächst dem im Gehirn lokalisierten CB - Rezeptor. Parallel zu diesen Entdeckungen wurde ein weiterer Cannabinoidrezeptor beschrieben[24]. Der Wirkungsmechanismus dieses Rezeptors entspricht prinzipiell dem des zuerst beschriebenen. Das neu entschlüsselte Protein zeigte strukturell jedoch lediglich eine 44 %ige Übereinstimmung mit der Proteinzusammensetzung des ersten CB - Rezeptors. Bei näheren Untersuchungen der transmembranen Regionen des Rezeptors ergaben sich jedoch wesentlich höhere Übereinstimmungen von insgesamt 68 %. Mittels aufwendiger Folgestudien, in denen ein markierter Ligand dieses neu entdeckten Rezeptors verwandt wurde, zeichnete sich eine eindeutige periphere Repräsentanz dieses Rezeptors ab, die sich in Abhängigkeit der einzelnen untersuchten peripheren Organbereiche ganz unterschiedlich verhielt.

In Anbetracht dieser Ergebnisse wurde darauf geschlossen, dass es sich um zwei unterschiedlich lokalisierte Rezeptoren handelt, die pharmakologisch einen analogen Wirkmechanismus zeigen. Der überwiegend im ZNS lokalisierte Rezeptor wurde als CB1 - Rezeptor bezeichnet, den überwiegend in der Peripherie vorkommenden Rezeptor bezeichnete man als CB2 - Rezeptor[25].

Die CB – Rezeptoren gehören der Klasse - 2 Rezeptoren an. Über ein an der Membraninnenseite gelegenes G-Protein wird die Information vom Rezeptor an das Effektorprotein vermittelt.

An der Membranaußenseite der Zelle kann der Cannabinoidligand den Rezeptor an seiner spezifischen Endigung erkennen und daran anbinden. Wenn der nach außen ragende Bereich des Rezeptors besetzt ist, wird an der Membraninnenseite das G-Protein aktiviert. Es wird an den an der Innenseite gelegenen Anteil des Rezeptors herangezogen. Dadurch entsteht ein Komplex aus Ligand, Rezeptor und G-Protein. Dieser Komplex ist jedoch in dieser Kombination instabil und kann den extrazellulär gebunden Liganden nicht mehr halten. Der Ligand bzw. das Cannabinoid muss sich vom extrazellulären Rezeptorende lösen. Es handelt sich also um einen reversiblen Vorgang. Das G-Protein aktiviert in einem weiteren Schritt das an der inneren Zellmembran liegende Effektorprotein. Das aktivierte Effektorprotein kann nun unterschiedliche intrazelluläre Prozesse beeinflussen. Ein wichtiges Effektorprotein, das durch die Aktivierung des G-Proteins gesteuert wird, ist die Adenylatcyclase. Durch dieses Effektorprotein kann ein intrazellulärer Botenstoff (second-messanger) freigesetzt werden und sich im Zellplasma bewegen.

Bei den inhibierend wirkenden G-Proteinen wird das Effektorprotein dagegen gehemmt. So können unterschiedliche Liganden über ein und den selben Rezeptor unterschiedlichen Einfluss auf die Effektorproteine und auf die folgenden intrazellulären Reaktionen nehmen.

Zusammenfassend kann gesagt werden, daß sich die zellulären biochemischen Stoffwechselprozesse und intrazellulären Folgereaktionen jeweils in Abhängigkeit von den Liganden, den Rezeptoren und den Effektorproteinen ergeben. Dadurch wird eine breite Variationsmöglichkeit über ein und den selben Funktionsmechanismus erzielt.

Der Mechanismus der G-Protein-Rezeptorvermittelung ist intersssanterweise während der evolutionären Entwicklung konstant erhalten geblieben und eine im menschlichen Organismus verbreitete Form der Signaltransduktion. Ein Großteil der für die neuronalen Verschaltungen wichtigen Rezeptoren (Dopamin-, GABA- und Serotoninrezeptoren) gehören dieser sogenannten Klasse-2-Rezeptoren an.

Darüber hinaus wurden die Cannabinoidrezeptoren auch bei niedrigen Wirbeltierspezies und sogar bei Wirbellosen gefunden[26]. Die phylogenetisch stabile Verteilung und die nahezu identische Rezeptorstruktur in den unterschiedlichsten Spezies zeigt, dass das Rezeptorgen bereits in sehr frühen Evolutionsphasen existierte. Daß die Cannabinoidrezptoren weiterhin durch alle aufsteigenden phylogenetischen Entwicklungsstufen erhalten blieben, belegt einen evolutionsstabilen biologischen Mechanismus. Damit läßt sich auf seine grundlegende funktionelle Bedeutung rückschließen.

5. Endogenes Cannabinoidsystem

In Anbetracht der Tatsache, daß CB - Rezeptoren als ein natürlicher Bestandteil unseres Organismus existieren, stellt sich die Frage nach deren Funktion. Als eine Hypothese wurde angenommen, daß für die CB - Rezeptoren ein endogener Ligand existieren könnte. Dieser Annahme folgend suchte man auf der Grundlage der chemischen THC-Struktur nach körpereigenen Stoffen. Devane[27] fand 1992 ein Arachidonyl-Ethanolaminderivat, das er „Anandamid" nannte. Anandamid läßt sich von dem sanskritischen Wort „Ananda" herleiten, das „Glückseeligkeit" bedeutet. Die pharmakologischen Effekte des Anandamid sind überwiegend identisch mit denen des THC[28]. Anandamide zeigen jedoch nur eine moderate Affinität zu den CB - Rezeptoren. Sie werden ausserdem schneller abgebaut, was für das Neurotransmittersystem zur effektiven Steuerung schneller Informationsverarbeitungsprozesse üblich ist. Die kurze Halbwertszeit erschwert jedoch experimentelle Studien mit Anandamiden, was als Ursache der teilweise gegensätzlichen Ergebnissen angesehen wird. In den folgenden Jahren wurden weitere endogene Liganden gefunden, wie das sn-2-Arachidonylglycerol (2-AG) und das N-Acylethanolamin[29,30].

5.1 Lokalisation der CB1 - Rezeptoren im Gehirn

Nachdem die Struktur der CB - Rezeptoren und der Wirkungsmechanismus der Cannabinoide auf biochemischer Ebene weitgehend aufgeklärt wurde, stellt sich nun die Frage nach der Lokalisation dieser Rezeptoren im tierischen und menschlichen Organismus sowie deren Funktion im Hinblick auf das körpereigene Transmittersystem.

Mit Hilfe geeigneter Untersuchungsmethoden gelang es, das Verteilungsmuster der CB1-Rezeptoren an unterschiedlichen Spezies darzustellen[31,32]. Analoge Hirnareale zeigen dabei speziesübergreifende (Rhesusaffe, Ratte, Mensch) Verteilungsmuster der Cannabis-Rezeptorendichte. Aus dem Lokalisationsmuster der CB - Rezeptoren im Gehirn lassen sich die psychopathologischen Reaktionen nach Cannabiszufuhr ableiten. Eine Übersicht über die Rezeptorrepräsentanz in den verschiedenen Hirnarealen und den mit diesen Hirnarealen assoziierten Funktionen ist in Tabelle 2 dargestellt.

Die höchste Rezeptordichte für die CB1 - Rezeptoren weist das Cerebellum auf. Daraus läßt sich das Phänomen der unkoordinierten Bewegungen unter THC-Einfluß ableiten. Auf der anderen Seite unterstreicht dieser Befund die wichtige Rolle der endogenen Cannabinoide im Rahmen der neuronalen Bewegungskontrolle. Aufgrund neuerer Untersuchungsergebnisse wird dem Kleinhirn eine besondere Aufgabe im Rahmen kognitiver Verarbeitungsprozesse zugeschrieben[33]. Diese Funktion wird durch exogene Cannabinoidzufuhr offenbar negativ beeinflusst.

Areale des frontalen Cortex und des limbischen Systems weisen ebenfalls eine hohe Rezeptordichte auf. Diese Hirnareale werden sowohl mit wichtigen kognitiven Funktionen wie Aufmerksamkeit, Sprache, Gedächtnis und planerischen Fähigkeiten assoziiert, als auch mit emotionalen Funktionen in unmittelbaren Zusammenhang gestellt. Die durch THC verursachten Symptome wie Euphorie, Entspannungsgefühl, traumähnliche Zustände, Störungen der Konzentrationsfähigkeit und der Gedächnissfunktionen, der Verarbeitung sensorischer Reize sowie verändertem Zeitgefühl, sind als Ergebnis der CB1 - Rezeptorvermittlung in diesen Hirnarealen anzusehen.

Die Basalganglien als ein weiteres Hirnareal hoher CB1 - Rezeptordichte werden im Zusammenhang mit der engen Vernetzung zum Cerebellum und übergeordneten neocortikalen Zentren mit motorischen bzw. feinmotorischen Auffälligkeiten und sensorischen Fehlfunktionen unter Cannabinoideinfluss assoziiert. Auch den Basalganglien wird eine Partizipation an kognitiven Prozessen zugeschrieben.

In diesem Zusammenhang zeichnet sich eine deutliche Überschneidung der Rezeptorpräsentation und der Gehirnareale ab, die für die psychopathologischen Symptome der Schizophrenie verantwortlich sind[34,35]. Hierzu zählen das Limbische System, der frontale Cortex und die Basalganglien. Auf die psychopathologischen Zusammenhänge wird in Kapitel 3 näher eingegangen.

Durch die Bindungsstellen des Hypothalamus lassen sich die neurovegetativen und endokringesteuerten Funktionsstörungen durch Cannabinoide erklären, wie das Hungergefühl, der verschobene Schlaf- Wach-Rhythmus, eine erhöhte Libido sowie die gestörte Blutdruckregulation (Orthostase).

Eine weitere Struktur auf Rückenmarksebene, die Substantia gelantinosa, weist ebenfalls eine hohe CB1 - Rezeptordichte auf. Sie ist eine zentrale Schaltstelle für die aufsteigenden Schmerz- und Temperaturfasern aus der Peripherie. In dieser Region liegen die ersten Synapsen dieser Bahnen, deren Informationen von dort weiter an den Thalamus geleitet werden (zentrale, subkortikale Kerngruppe, die die sensibel-sensorischen Reize an den Cortex umschaltet). Ob diese Region jedoch ausschließlich für die analgetische Wirkung der Cannabinoide verantwortlich sein kann, ist nicht erwiesen. An dem Phänomen der Analgesie werden höchst wahrscheinlich mehrere Teilbereiche im Rahmen der neuronalen Vernetzung beteiligt sei.

Auch in Organen der Peripherie finden sich CB1 - Rezeptoren. Jedoch ist deren Dichte um ein Vielfaches geringer als ihre Repräsentanz im Gehirn.

Tabelle 2
Hirnregionen mit hoher bis mittlerer CB - Rezeptordichte und deren Funktionen

Gehirnareal	Funktion
Basalganglien (Sub. Nigra, Globus pallidus, Putamen)	Bewegungskontrolle
Kleinhirn	Koordination der Körperbewegung
Hippokampus	Gedächtnis, Lernen, Aufmerksamkeit
Großhirnrinde (fronaler, parietaler Cortex, Cingulum)	höhere kognitive Funktionen
Hypothalamus	Regulation der physiologischen Homeostase
Amygdala	Emotionen, Angst
Rückenmark	Periphere Sensation, Schmerz
Zentrales Grau	Analgesie
Kern des Soliärtrakts	Viszerale Empfindung, Übelkeit, Erbrechen

5.2 Lokalisation der CB2 - Rezeptoren

Im Gegensatz zu den CB1 – Rezeptoren finden sich in der Peripherie überwiegend CB2 - Rezeptoren, die im Gehirn fast gar nicht präsent sind. Aufgrund des heterogenen Verteilungsmusters in den unterschiedlichsten Geweben, wie Blut, Lymphsystem und Milz werden die CB2 - Rezeptoren überwiegend für die immunologischen, sowie für andere peripher-organische Wirkungen verantwortlich gemacht [36].

6 Wirkung der Cannabinoide auf den menschlichen Organismus

Allgemein können die Cannabinoide eine große Wirkungsvielfalt im menschlichen Organismus verursachen, wie z.B. auf psychophysiologischer Ebene, Veränderungen der Stimmungslage, der Wahrnehmung, der Kognition sowie der Psychomotorik. Aber sie können auch in der Peripherie des Organismuses wirken, so z.B. als Analgetikum, Antiemetikum und

Immunsupressor[37,38]. Bei den Wirkungen der Cannabinoide wird zwischen einem Kurzzeit- und einem Langzeiteffekt unterschieden.

6.1 Akute Intoxikationseffekte

Die allgemein bekannte Wirkung der Cannabinoide ist die psychoaktive. Sie tritt bei einer THC-Dosis von ca. 2-8 mg ein. Eine ca. 6000-fach höhere Dosis könnte letal wirken. Es wurde jedoch in der Literatur noch kein Fall einer tödlichen Cannabinoidüberdosierung beschrieben, was außerdem ein Grund für die verharmlosende Darstellung von Cannabis sein kann.

Durch die Inhalation wird nach wenigen Minuten ein Rauschzustand erreicht, dessen Stärke und Dauer insbesondere von der Konsumtechnik abhängt. Der Rausch erreicht nach einer halben Stunde seinen Höhepunkt, dauert insgesamt etwa drei Stunden an und nimmt innerhalb der folgenden drei Stunden kontinuierlich ab. Bei oraler Aufnahme kommt es nach einer halben bis einer Stunde zum Wirkungseintritt, der schubförmig verläuft und nach sechs bis acht Stunden wieder abklingt.

Die Wirkung ist durch Stimmungsänderungen und Wahrnehmungsveränderungen gekennzeichnet. Diese halluzinogenen Wirkungen werden unter anderem von Umgebungseinflüssen z. B. in der Gruppe, alleine, auf Partys etc., dem momentanen emotionalen Zustand, sowie von der THC-Konzentration modulierend beeinflusst. Während des Rauschzustands wird ein ausgeprägtes Wohlempfinden mit körperlicher Entspannung, sowie eine erhöhte Sensualität und Intensität einfacher sensorischer Erlebnisse, wie Essen, Fernsehen oder Musikhören, empfunden. Neben Glücksgefühlen und der Intensivierung des visuellen Vorstellungsvermögens, der akustischen Wahrnehmung und des allgemeinen Einfühlungsvermögens, verändert sich auch das Zeitgefühl. Weiterhin kommt es zur Beeinträchtigung des Kurzzeitgedächtnisses, der motorischen Geschicklichkeit, der Reaktionszeit und der konzentrativen Leistungsfähigkeit, ja sogar erlernter motorischer Aktivitäten.

Bei sehr hoher Dosierung kann es zu den unangenehmen Nebenwirkungen wie extremen Angstgefühlen und Panikattacken kommen, die bis hin zu wahnhaften Störungen und zu verzerrten Selbstwahrnehmungen führen können (sich selbst als unwirklich und körperlich verändert wahrzunehmen).

Neben den psychoaktiven Effekten zeigen sich auch akute organische Wirkungen unter Cannabisgebrauch[39,40]. Es kommt zu Tachykardien, wobei die Herzfrequenz über Stunden auf 20 – 50 % des Normwertes gesteigert sein kann. Der Blutdruck wird in Form orthostatischer Dysregulation beeinflusst. Im Sitzen ist er dabei stark erhöht, im Stehen fällt er stark ab. Des weiteren wurden Augenrötung, Mundtrockenheit, Bewegungsunruhen, gesteigertes Hungergefühl und schlafanstoßende Müdigkeit beschrieben.

6.2 Chronische Effekte

Auf die chronischen Auswirkungen im Sinne psychopathologischer Symptome und Störungsbilder wird in den folgenden Kapiteln ausführlicher eingegangen. In diesem Abschnitt wird daher eher auf Langzeiteffekte eingegangen, die Cannabinoide auf das Immunsystem, die Schmerzverarbeitung, die Atemwege, die embryonale Entwicklung und sonstige Erkrankungen haben kann.

6.2.1 Immunsystem

Klinisch-experimentelle Studien der letzten 30 Jahre zeigten sowohl an Cannabisusern, im Tiermodell als auch in in vitro

Versuchen mit Immunzellkulturen, daß Cannabinoide immunmodulierende Wirkungen haben. Schon in den 70er Jahren konnte gezeigt werden, daß langfristiger Cannabiskonsum eine Veränderung der Immunabwehr induzieren kann. Allgemein wurde eine herabgesetzte Immunität beschrieben, die sich in der Inhibition der primären Immunreaktion ausdrückte. Dadurch war die Resistenz gegenüber bestimmten Infektionserkrankungen herabgesetzt. Makrophagen, neutrophile Granulozyten und Lymphozyten wiesen morphologische Veränderungen auf[41]. Die Beeinflussung des Immunsystems durch Cannabinoide wurde erst durch die Aufdeckung ihrer biochemischen Wirkung auf zellulärer Ebene erklärbar. Auch die Erkenntnis, daß CB - Rezeptoren an wichtigen Komponenten des körpereigenen Immunsystems, wie Tonsillen, Milz und verschiedenen Blutzellen (T- und B-Lymphozyten, Killerzellen, Monozyten u.a.) lokalisiert sind, trug zu diesem Verständnis bei. Über die Anbindung der Cannabinoide an diese Rezeptoren können die Funktionen der jeweiligen Immunzellen entweder inhibiert oder aktiviert werden. Diese modulative Wirkung erfolgt über unterschiedliche biochemische Verarbeitungsprozesse auf zellulärer Ebene[42,43]. Die koordinierte Interaktion der einzelnen Komponenten des Immunsystems, insbesondere der T-Zellen, der B-Zellen und der Makrophagen, stellt die Basis für eine effiziente Immunreaktion dar. So würde die geringste Störung dieser ineinander greifenden Reaktionsketten zu einer verminderten Effizienz führen. In einer Humanstudie konnte gezeigt werden, dass die Produktion humoraler Antikörper (AK) bei Cannabisrauchern nur für den Subtyp IgG reduziert war, während die sonstige Ak-Produktion nicht beeinflusst wurde[44]. Weiterhin fand man bei Cannabisusern eine stark erniedrigte Produktion von proinflammatorischen Cytokinen (immunologische Signalüberträger im Rahmen entzündlicher Prozesse), wozu der Tumornekrosefaktor (TNF-I) und einige Interleukine (IL-6) zählen. Hauptziel weiterer Forschungsbemühungen stellt sicherlich die Aufklärung über die Integration und Bedeutung des endogenen Cannabinoidsystems in der Homeostase des normalen Immunsystems dar. Im Hinblick auf die hohe Repräsentanz der CB2 - Rezeptoren innerhalb des Immunsystems wäre hier von primärem Interesse, einen im zentralen Nervensystem inaktiven, hoch selektiven CB2 - Liganden zu finden, der sowohl als Werkzeug weiterer Forschungsvorhaben als auch als therapeutisches Agens dienen könnte.

Trotz der Vielfalt an Erkenntnissen auf diesem Sektor ist bis heute noch nicht vollständig geklärt, wie Cannabinoide in die speziellen Kompartimente sowie in die Komplexität des Immunsystems modulierend eingreifen. Sie stellen somit im Rahmen klinischer Fragestellungen weiterhin einen wichtigen Gegenstand zukünftiger Forschungsvorhaben dar[45].

6.2.2 Schmerzbeeinflussung

Bis 1990 war die positive Schmerzbeeinfußung der Cannabinoide nur durch Überlieferungen bekannt. Der Mechanismus der cannabinoiden Analgesie war dabei ungeklärt. Mit der Aufklärung der CB - Rezeptoren und der Entdeckung eines endogenen Cannabinoidsystems lag die Annahme nahe, dass die Cannabinoide im Nervensystem eine wichtige Rolle spielen. Eine wichtige Funktion ist die Modulation der Schmerzsensibilität. Diese Erkenntnis erneuerte das Interesse an der Cannabinoid-vermittelten Analgesie und an dem damit verbundenen Mechanismus. Einige Arbeiten konnten zeigen, dass Cannabinoidagonisten in verschiedenen Modellen sowohl akute als auch chronische Schmerzen unterdrücken können. Die gleichzeitig starke Beeinflussung des motorischen Verhaltens verkomplizierte die eindeutige Interpretation des Schmerzverhaltens. Neuere Studien konnten im Tiermodell anhand biochemischer und neurophysiologischer Messungen teilweise zur Aufklärung der cannabinoidvermittelten Analgesie beitragen. Die Ergebnisse dieser Untersuchungen ergaben, dass

Cannabinoide die nocizeptive Neurotransmission auf der Ebene der spinalen Verschaltung und der Schmerzverarbeitung im Thalamus suprimieren[46,47]. Diese Effekte zeigten sich als reversibel und können selektiv über die CB - Rezeptoren vermittelt werden. Dabei wirken synthetische Cannabinoide ähnlich effektiv und potent wie Morphine. Insbesondere chronische Schmerzen führen durch eine ständige nociceptive Reizung zu biochemischen Veränderungen und einer daraus resultierenden Erhöhung der Sensitivität gegenüber Schmerzreizen. Daher wären weitere Erkenntnisse über die modulative Wirkung der Cannabinoide in diesem Zusammenhang von hohem medizinischen Interesse[48,49].

6.2.3 Wirkung auf die Gehirnentwicklung in Form von Cannabinoidrezeptormodulation

Die endogenen Cannabinoide scheinen in der neuronalen embryonalen Entwicklung eine entscheidende Rolle zu spielen. Empirische Erhebungen, in denen die Neugeborenen cannabiskonsumierender Schwangerer mit denen von Nicht-Konsumentinnen und weiterhin mit denen von ausschließlich tabakrauchenden Schwangeren verglichen wurden, deckten deutliche Störungen im Verlauf von Reifungsprozessen auf[50].

Weitere Studien konnten verdeutlichen, dass während der Embryonalzeit eine phasenweise Entwicklung der CB1 – Rezeptoren im Gehirn stattfindet, wobei erstaunlich ist, dass sich die Verteilung der Rezeptoren über die Zeit z.T. auch nur phasenweise verändert[51]. So findet man in frühen Gestationsphasen Cannabinoidrezeptoren in Hirnarealen (Corpus Callosum, der anterioren Commisur und anderen Bereichen), die im ausgereiften erwachsenen Gehirn völlig fehlen. Zusätzlich fand man, dass diese Rezeptoren in den unterschiedlichen Entwicklungsphasen an ihren unterschiedlichen Lokalisationen auch aktiv sind[51-53]. Inwiefern die unterschiedlichen Lokalisationen und Aktivitätsphasen der CB - Rezeptoren für die Entwicklung von Bedeutung sind, gilt es noch aufzuklären.

6.2.4 Atemwege

Es gibt viele Hinweise auf Lungenfunktionsänderungen, die in direktem Zusammenhang mit dem cannabinoidhaltigen Rauch gebracht werden können[54]. Dazu gehören unter anderem Bronchialreizungen und -entzündungen, Atemwegsverengungen, Reduktion der Makrophagen- und Cilienaktivität sowie die frühe Entwicklung von Lungenemphysemen [55,40]. Empirische Studien beschreiben ein erhöhtes Risiko für eine Tumorentwicklung der oberen und unteren Atemwege[56,57] Dies erscheint aufgrund der vermehrten gas- und partikelförmigen Schadstoffe im Marihuanarauch sehr realistisch, zumal diese im Gegensatz zu Tabakrauch meist tiefer inhaliert und länger in der Lunge gehalten werden. In Bronchialbiopsieuntersuchungen bei Cannabisuseren zeigten sich vermehrt histopathologische Veränderungen (z.B. bronchiale Pflastersteinmetaplasien). Daher liegt die Annahme nahe, dass bei chronischen Cannabisrauchern weitaus häufiger ein Prodromalstadium der Lungenkrebsentwicklung vorliegt als in der Normalbevölkerung. Auffällig in diesem Zusammenhang ist auch, dass die Morbiditätsrate für Lungenkrebs sich auf die jüngere Population verschoben hat[57].

6.2.5 Sonstiges

Weitere wissenschaftliche Untersuchungen lassen Zusammenhänge zwischen dem endogenen Cannabinoidsystem und unterschiedlichen Organsystemen bzw. deren Erkrankungen vermuten, wie zum Beispiel Erbleiden wie Alzheimer[58], Gilles de la Tourette[59] und Parkinson[60]. Wirkungen auf Herz-Kreislauf- und Gefäßsystem[61], sowie neuroprotektive Einflüsse[62] im Rahmen von Ischämie oder Hypoxie im ZNS werden noch konträr diskutiert.

Die vielfältigen und zahlreichen Wirkungen, die durch die zellulären Mechanismen, die dem Einfluss von Cannabinoiden auf den Körper - insbesondere auf das Gehirn - unterliegen, unterstreichen die Bedeutung dieser Substanz in seiner Interaktion mit unterschiedlichen körpereigenen Systemen.

7 Zusammenfassung

Dank intensiver Forschungen der letzten 20 Jahre hat sich unser Wissenstand über Wirkungsweisen und Wirkmechanismen der Cannabinoide - insbesondere durch Erkenntnisse auf pharmakologischer, molekularer und biochemischer Ebene - enorm erweitert. So wurden inzwischen zwei unterschiedliche Cannabinoidrezeptoren identifiziert, wovon einer überwiegend im ZNS lokalisiert ist (CB1), während der andere nahezu ausschließlich in peripheren Geweben vorkommt (CB2). Beide Rezeptoren gehören zu der Familie der G-Protein - bindenden Rezeptoren. Durch die Verbindung mit den spezifischen cannabinoidrezeptortragenden Zellen sind Cannabinoide in der Lage, intrazelluläre Prozesse oder andere second messenger Systeme (Botenstoffketten) innerhalb der Zelle zu beeinflussen. Es ist weiterhin gelungen, die natürlichen endogenen Liganden dieser CB - Rezeptoren zu isolieren. Die Bedeutung des endogenen Cannabionoidsystems für den Menschen wird neben der vielfältigen Wirkung in unterschiedlichen Organsystemen auch durch die Stabilität innerhalb der phylogenetischen Entwicklung unterstrichen. Der augenblickliche Stand der Forschung erlaubt es lediglich, einige Komponenten der komplexen biologischen Zusammenhänge darzustellen. Abschließend lässt sich feststellen, dass sich trotz der Vielfalt an schon erworbenen Erkenntnissen über die Wirkungen der Cannabinoide noch ein weites Forschungsfeld sowohl im grundlagenwissenschaftlichen als auch in Bereichen medizinischer Anwendbarkeit auftut.

8. Literatur

1. T. H. Mikuriya. Marijuana in medicine: past, present and future. *Calif.Med.* 110 (1):34-40, 1969.
2. M. A. Huestis, A. H. Sampson, B. J. Holicky, J. E. Henningfield & E. J. Cone. Characterization of the absorption phase of marijuana smoking. *Clin.Pharmacol.Ther.,* 52 (1):31-41, 1992.
3. R. T. Jones. Human effects: an overview. *NIDA.Res.Monogr.,* 31:54-80:54-80, 1980.
4. M. E. Wall, B. M. Sadler, D. Brine, H. Taylor & M. Perez-Reyes. Metabolism, disposition & kinetics of delta-9-tetrahydrocannabinol in men and women. *Clin.Pharmacol.Ther.,* 34 (3):352-363, 1983.
5. R. L. Hawks. The constituents of cannabis and the disposition and metabolism of cannabinoids. *NIDA.Res.Monogr.,* 42:125-37:125-137, 1982.
6. M. Perez-Reyes. Marijuana smoking: factors that influence the bioavailability of tetrahydrocannabinol. *NIDA.Res.Monogr.,* 99:42-62:42-62, 1990.
7. M. Perez-Reyes, M. A. Lipton, M. C. Timmons, M. E. Wall, D. R. Brine & K. H. Davis. Pharmacology of orally administered 9 -tetrahydrocannabinol. *Clin.Pharmacol.Ther.,* 14 (1):48-55, 1973.
8. M. Widman, M. Halldin, and B. Martin. In vitro metabolism of tetrahydrocannabinol by rhesus monkey liver and human liver. *Adv.Biosci.* 22-23:101-3:101-103, 1978.
9. J. Harvey, B. R. Martin & W. D. Paton. Identification of glucuronides as in vivo liver conjugates of seven cannabinoids and some of their hydroxy and acid metabolites. *Res.Commun.Chem.Pathol.Pharmacol.,* 16 (2):265-279, 1977.
10. M. Perez-Reyes, M. C. Timmons, M. A. Lipton, H. D. Christensen, K. H. Davis & M. E. Wall. A comparison of the pharmacological activity of delta 9-tetrahydrocannabinol and its monohydroxylated metabolites in man. *Experientia,* 29 (8):1009-1010, 1973.
11. D. S. Kreuz and J. Axelrod. Delta-9-tetrahydrocannabinol: localization in body fat. *Science* 179 (71):391-393, 1973.
12. E. Johansson, S. Agurell, L. E. Hollister & M. M. Halldin. Prolonged apparent half-life of delta 1-tetrahydrocannabinol in plasma of chronic marijuana users. *J.Pharm.Pharmacol.,* 40 (5):374-375, 1988.
13. M. Perez-Reyes, J. Simmons, D. Brine, G. L. Kimmel, K. H. Davis & M. E. Wall. Rate of penetration of delta9-tetrahydrocannabinol and 11-hydroxy- delta9-tetrahydrocannabinol to the brain of mice. *In: Nahas.GG., et.al., (ed.) Marihuana.: chemistry., biochemistry &.cellular.effects. New York: Springer,* 179-85: 1976.
14. C. Blackard and K. Tennes. Human placental transfer of cannabinoids [letter]. *N.Engl.J.Med.* 311 (12):797, 1984.
15. L. Lemberger. The metabolism of the tetrahydrocannabinols. *Adv.Pharmacol.Chemother.,* 10:221-55, 1972.
16. C. J. Hillard, R. A. Harris & A. S. Bloom. Effects of the cannabinoids on physical properties of brain membranes and phospholipid vesicles: fluorescence studies. *J.Pharmacol.Exp.Ther.,* 232 (3):579-588, 1985.

17   B. R. Martin. Cellular effects of cannabinoids. *Pharmacol.Rev.,* 38 (1):45-74, 1986.
18   A. C. Howlett & R. M. Fleming. Cannabinoid inhibition of adenylate cyclase. Pharmacology of the response in neuroblastoma cell membranes. *Mol.Pharmacol.,* 26 (3):532-538, 1984.
19   A. C. Howlett. Inhibition of neuroblastoma adenylate cyclase by cannabinoid and nantradol compounds. *Life Sci.,* 35 (17):1803-1810, 1984.
20   A. C. Howlett. Cannabinoid inhibition of adenylate cyclase. Biochemistry of the response in neuroblastoma cell membranes. *Mol.Pharmacol.,* 27 (4):429-436, 1985.
21   L. A. Matsuda, S. J. Lolait, M. J. Brownstein, A. C. Young & T. I. Bonner. Structure of a cannabinoid receptor and functional expression of the cloned cDNA [see comments]. *Nature,* 346 (6284):561-564, 1990.
22   A. C. Howlett, M. Bidaut-Russell, W. A. Devane, L. S. Melvin, M. R. Johnson & M. Herkenham. The cannabinoid receptor: biochemical, anatomical and behavioral characterization. *Trends.Neurosci.,* 13 (10):420-423, 1990.
23   A. C. Howlett. The CB1 cannabinoid receptor in the brain. *Neurobiol.Dis,.* 5 (6 Pt B):405-416, 1998.
24   S. Munro, K. L. Thomas & M. Abu-Shaar. Molecular characterization of a peripheral receptor for cannabinoids [see comments]. *Nature,* 365 (6441):61-65, 1993.
25   A. Matsuda. Molecular aspects of cannabinoid receptors. *Crit.Rev.Neurobiol.* 11 (2-3):143-166, 1997.
26   M. Herkenham. Cannabinoid receptor localization in brain: relationship to motor and reward systems. *Ann.N.Y.Acad.Sci.,* 654:19-32:19-32, 1992.
27   W. A. Devane, L. Hanus, A. Breuer, R. G. Pertwee, L. A. Stevenson, G. Griffin, D. Gibson, A. Mandelbaum, A. Etinger & R. Mechoulam. Isolation and structure of a brain constituent that binds to the cannabinoid receptor [see comments]. *Science,* 258 (5090):1946-1949, 1992.
28   P. B. Smith, D. R. Compton, S. P. Welch, R. K. Razdan, R. Mechoulam & B. R. Martin. The pharmacological activity of anandamide, a putative endogenous cannabinoid, in mice. *J.Pharmacol.Exp.Ther.,* 270 (1):219-227, 1994.
29   R. Mechoulam, S. Ben-Shabat, L. Hanus, M. Ligumsky, N. E. Kaminski, A. R. Schatz, A. Gopher, S. Almog, B. R. Martin, and D. R. Compton. Identification of an endogenous 2-monoglyceride, present in canine gut, that binds to cannabinoid receptors. *Biochem.Pharmacol.* 50 (1):83-90, 1995.
30   J. Axelrod and C. C. Felder. Cannabinoid receptors and their endogenous agonist, anandamide. *Neurochem.Res.* 23 (5):575-581, 1998.
31   M. Herkenham, A. B. Lynn, M. D. Little, M. R. Johnson, L. S. Melvin, B. R. De Costa & K. C. Rice. Cannabinoid receptor localization in brain. *Proc.Natl.Acad.Sci.U.S.A.,* 87 (5):1932-1936, 1990.
32   D. A. Pettit, M. P. Harrison, J. M. Olson, R. F. Spencer & G. A. Cabral. Immunohistochemical localization of the neural cannabinoid receptor in rat brain. *J.Neurosci.Res.,* 51 (3):391-402, 1998.
33   N. A. Akshoomoff, E. Courchesne. A new role for the cerebellum in cognitive operations. Behav. Neurosc., 106, 731-8, 1992.
34   A. S. David & J. C. Cutting. The Neuropsychology of Schizoprenia. Sussex: Lawrence Erlbaum Associates Ltd., Publishers, 1994.

35 J. Feldon & I. Weiner. From an animal model of attention deficit towards new insights in the pathophysiology of schizophrenia. J. Psych. Reseach 162, 43-8, 1992.
36 D. A. Pettit, D. L. Anders, M. P. Harrison & G. A. Cabral. Cannabinoid receptor expression in immune cells. *Adv.Exp.Med.Biol.,* 402:119-29:119-129, 1996.
37 W. L. Dewey. Cannabinoid pharmacology. *Pharmacol.Rev.,* 38 (2):151-178, 1986.
38 L. E. Hollister. Cannabis--1988. *Acta Psychiatr.Scand.Suppl.,* 345:108-18:108-118, 1988.
39 W. Hall. The health risks of cannabis. *Aust.Fam.Physician.,* 24 (7):1237-1240, 1995.
40 W. Hall, N. Solowij. Adverse effects of cannabis. The Lancet, 352: 1611-16, 1998.
41 H. Rosenkrantz: The immune response and marijuana. In: Nahas G. G., Paton W. D., Idänpään-Heikkilä J. E. (Hrsg.): Marihuana: chemistry, biochemistry and cellular effects, S. 441-56. Springer-Verlag, New York, 1976.
42 D. A. Pettit, D. L. Anders, M. P. Harrison, and G. A. Cabral. Cannabinoid receptor expression in immune cells. *Adv.Exp.Med.Biol.* 402:119-29:119-129, 1996.
43 T. W. Klein, C. Newton, and H. Friedman. Cannabinoid receptors and immunity. *Immunol.Today* 19 (8):373-381, 1998.
44 D. Parolaro. Presence and functional regulation of cannabinoid rzeptors in immune cells. Life Sciences, 65: 637-44, 1999.
45 G. G. Nahas, E. F. Osserman, Altered serum immunglobulin concentration marijuana smokers. Advances in Experimental Medicine and Biology., 288: 25-32, 1991.
46 A. H. Lichtman, S. A. Cook & B. R. Martin. Investigation of brain sites mediating cannabinoid-induced antinociception in rats: evidence supporting periaqueductal gray involvement. *J.Pharmacol.Exp.Ther.,* 276 (2):585-593, 1996.
47 W. J. Martin, P. O. Coffin, E. Attias, M. Balinsky, K. Tsou & J. M. Walker. Anatomical basis for cannabinoid-induced antinociception as revealed by intracerebral microinjections. *Brain Res.,* 822 (1-2):237-242, 1999.
48 S. H. Burstein, K. Hull, S. A. Hunter & V. Latham. Cannabinoids and pain responses: a possible role for prostaglandins. *FASEB J.,* 2 (14):3022-3026, 1988.
49 S. H. Burstein. The cannabinoid acids: nonpsychoactive derivatives with therapeutic potential. *Pharmacol.Ther.,* 82 (1):87-96, 1999.
50 P. A. Fried. Prenatal exposure to marihuana and tobacco during infancy, early and middle childhood: effects and an attempt at synthesis. *Arch.Toxicol.Suppl.,* 17:233-60, 1995.
51 C. S. Breivogel and S. R. Childers. The functional neuroanatomy of brain cannabinoid receptors. *Neurobiol.Dis.,* 5 (6 Pt B):417-431, 1998.
52 M. Glass, M. Dragunow & R. L. Faull. Cannabinoid receptors in the human brain: a detailed anatomical and quantitative autoradiographic study in the fetal, neonatal and adult human brain. *Neuroscience,* 77 (2):299-318, 1997.
53 J. Wang, B. C. Paria, S. K. Dey & D. R. Armant. Stage-specific excitation of cannabinoid receptor exhibits differential effects on mouse embryonic development. *Biol.Reprod.,* 60 (4):839-844, 1999.

54 J. Fernández-Ruiz, F. Berrendero, M. L. Fernández, J. Romero & J. A. Ramos. Role of endocannabinoids in brain development. Life Sciences, 65, 725-36, 1999.
55 M. S. Smith, Y. Yamamoto, C. Newton, H. Friedman & T. Klein. Psychoactive cannabinoids increase mortality and alter acute phase cytokine responses in mice sublethally infected with Legionella pneumophila. Proc.Soc.Exp.Biol.Med., 214 (1):69-75, 1997.
56 G. A. Caplan, B. A. Brigham. Marijuana Smoking and Carcinoma of the toungue: Is There an Association? Cancer, 66: 1005, 1990.
57 U. S. Departmnet of Health and Human Services The Health Consequences of Smoking: The Changing Cigarette. A Report of The Surgeon General. Washington (D. C.), U. S. Goverment Printing Office, 81-5, 1981.
58 T. M. Westlake, A. C. Howlett, T. I. Bonner, L. A. Matsuda & M. Herkenham. Cannabinoid receptor binding and messenger RNA expression in human brain: an in vitro receptor autoradiography and in situ hybridization histochemistry study of normal aged and Alzheimer's brains. Neuroscience, 63 (3):637-652, 1994.
59 K. R. Muller-Vahl, H. Kolbe, U. Schneider & H. M. Emrich. Cannabinoids: possible role in patho-physiology and therapy of Gilles de la Tourette syndrome. Acta Psychiatr.Scand., 98 (6):502-506, 1998.
60 M. C. Sanudo-Pena, S. L. Patrick, S. Khen, R. L. Patrick, K. Tsou & J. M. Walker. Cannabinoid effects in basal ganglia in a rat model of Parkinson's disease. Neurosci.Lett., 248 (3):171-174, 1998.
61 A. G. Hohmann, K. Tsou & J. M. Walker. Cannabinoid suppression of noxious heat-evoked activity in wide dynamic range neurons in the lumbar dorsal horn of the rat. J.Neurophysiol., 81 (2):575-583, 1999.
62 T. Nagayama, A. D. Sinor, R. P. Simon, J. Chen, S. H. Graham, K. Jin & D. A. Greenberg. Cannabinoids and neuroprotection in global and focal cerebral ischemia and in neuronal cultures. J.NEUROSCI., 19 (8):2987-2995, 1999.

Heinrich Mussinghoff
Bischof von Aachen

Grußwort
Zum Studienabend der Katholischen Ärztearbeit und des
Katholischen Akademikerverbandes, Diözesanverbände Aachen

Cannabis – das unterschätzte Kraut?

Sehr geehrte Damen und Herren!

Die Sorge um den Menschen, vor allem die Hilfestellung für den von körperlichem oder seelischem Leid Betroffenen, gehört zu den zentralen Aufgaben der katholischen Kirche. Von allem Anfang an hat die Kirche in dieser Caritas eine ihrer Wesensäußerungen gesehen. Darin unterscheidet sie sich von immanenten philosophischen Entwürfen und Weltanschauungen.

In der Heilkunde für psychisch Kranke berühren sich die Tradition der tätigen Nächstenliebe und der pastorale Auftrag der Kirche. Auch seelische Not kann zu körperlichem Leid führen, auch körperlicher Schaden kann den Menschen in seinem Innersten verletzen. Mit Vorsicht, Sorgfalt und aus der Autorität einer Fachkenntnis heraus bedürfen daher die psychisch Kranken unserer Zuwendung.

Suchterkrankungen zählen zu den häufigsten psychischen Leiden. Ihre Folgen schädigen nicht nur die Betroffenen selber, sondern ihre gesamte Umgebung. Die brüderliche Hilfe für Süchtige und ihre Angehörigen ist daher ein Anliegen der Kirche, dem sie sich präventiv und curativ stellt.

Die Abhängigkeit von Cannabis ist in der jungen Generation verbreitet. Die damit verbundenen Gefahren für die abhängigen Menschen und ihr Lebensumfeld werden von der Kirche wahrgenommen. Dem Hang zur Berauschung und einem zunehmend laxen Umgang mit Verführungen wollen wir in unserer Verantwortung vor dem erlösten und zum Ewigen berufenen Menschen entgegentreten. Nur in einer nüchternen Haltung kann sich er sich gültig und fruchtbar zu Gott wenden.

Wir wünschen daher Ihrer Tagung, die sich dem Problem der Cannabissucht widmet, einen gedeihlichen Verlauf und begleiten Ihr Treffen mit guten Wünschen und erteile Ihnen meinen bischöflichen Segen.

Ihr

✝ Heinrich Mussinghoff

Ritter-Chorus-Str. 7
52062 Aachen

Verlagshinweise:

Suchtmedizinische Reihe im AFV:

Frank Löhrer:
Biogene Suchtmittel

ISBN: 3.929011-09-3; 160 S., 25,-- DM

Zielgruppe: Ärzte, bes. Psychiater und Intensivmediziner, Berater, interessiertes Fachpublikum:

Bei der Diskussion um Sucht und Abhängigkeit focussiert die Öffentlichkeit zunehmend auf die sogenannten „harten Drogen". Im Schatten derselben hat sich eine neue Gebrauchskultur entwickelt. Die biologischen Suchtmittel werden zunehmend konsumiert, auf der legalen oder illegalen Szene gehandelt. Abhängigkeitsentwicklung und psychotische Entgleisung kommt als unerwünschte Wirkung vor. Die Kenntnis der biologischen Suchtmittel, ihre Vielfalt und die mit ihrer Nutzung verbundenen Möglichkeiten und Gefahren sind unter den Beratern und Behandlern, aber auch in der Notfallmedizin gering. Mit seiner toxikologischen Schrift will der Autor aufklären und informieren.

Suchtmedizinische Reihe im AFV:

Rainer Weber:
Coping und Abwehr
bei schizophrener Psychose und Sucht
eine empriische Vergleichsstudie

ISBN: 3-929011-19-0; ca. 110 S., 40,-- DM

Zielgruppen: Fachkräfte Psychiatrie / Psychotherapie / Rehabilitationspsychiatrie, forschende Psychologie

In seiner analytisch fundierten, empirischen Studie untersucht Weber die Entwicklung und Ausformung von Copingverhalten bei Politoxikomanen und schizophrenen Substanzgebrauchern. Dabei entwickelt er die Theorie vom Copingverhalten, also einer aktiven Auseinandersetzung mit der Erkrankung, sowohl bei Suchtkranken wie bei Komorbiden fort.

Rainer Webers Arbeit ist ein Musterfall für die gelungene Verbindung von empirischer Technik und analytischer Theorie. Seine Arbeit wird für die Fortentwicklung eines Copingprozesses bei schwer psychiatrisch Erkrankten wesentliche Beiträge liefern.

Suchtmedizinische Reihe im AFV:

Frank Löhrer:
Sucht und Psychose
Klinik-Therapie-Prognose

ISBN: 3-929011-12-3; 230 S., 29,80 DM
Zielgruppen: Ärzte, Berater, Fachpublikum, Betroffene

Die Übersichtsarbeit stellt das Phänomen der Komorbidität „Psychose und Sucht" umfassend dar. Aus den gängigen Theorien zur Entstehung des Krankheitsbildes werden therapeutische Konse-quenzen gezogen und Richtlinien für klinische, arbeitstherapeutische und psychotherapeutische Inter-ventionen pragmatisch abgeleitet.

Im empirischen Teil der Arbeit wird die komorbide Patientengruppe bezüglich ihrer Konsumgewohnheiten, ihrer soziodemographischen Kenndaten und ihrer Behandlungsergebnisse untersucht. Hieraus können sowohl sozialmedizinisch wie klinisch Behandlungsstandards definiert und prognostische Faktoren abgeleitet werden. Mit der Übersicht „Sucht und Psychose" strebt der Autor eine umfassende Information über das Phänomen der Komorbidität an. Gleichzeitig will er zur Behandlung der Patientengruppe Standards entwickeln und damit eine qualitativ bessere Versorgung ermöglichen.

Suchtmedizinische Reihe im AFV:

Roland Kaiser:
Psychose und Sucht
Veränderungen im Konsummuster beim Auftreten von Anzeichen psychischer Erkrankung

ISBN: 3-929011-15-8; 110 S., 60,-- DM
Zielgruppen: Fachärzte für Psychiatrie / Epidemiologie, forschende Psychiatrie

In seiner Monographie geht Roland Kaiser mit einem empirischen Ansatz den Zusammenhängen zwischen Suchtentstehung und Psychoseentstehung nach. An einer ausgewählten Klientel werden Frühindikatoren der Psychoseerkrankung und Konsumverhalten zu legalen und illegalen Suchtmittel miteinander zeitlich korreliert. In seiner Untersuchung versucht Kaiser die Selbstmedikations-hypothese über die These von einem prodromalen Konsum-verhalten des Schizophrenen zu überprüfen. Methodik und Ergebnisdiskussion bestimmen wesentlich die Arbeit, die als Grundlagenforschung angesehen werden darf.